発達障害と人間関係
カサンドラ症候群にならないために

宮尾益知

講談社現代新書
2611

はじめに

大人にもある発達障害

最近、学校に通う子どもたちだけではなく、職場の中での大人のいじめや虐待といったニュースが報道されています。新しい人間関係になじめなかったりすると、それが家庭内や仕事内容にも影響を及ぼし、やがてパワハラやモラハラなどにつながり、そのまま放っておくとうつ病などの原因になってしまうことがあります。そういったケースが増えていることもあり、最近では子どもの領域だけではなく、「大人の発達障害（神経発達障害）」という言葉も使われるようになりました。

そんな時代ですから、ふだん小児神経内科や児童精神科の医師である私にも、最近は職場での悩みや相談がよく寄せられます。ある企業の管理職の知人から聞いた話ですが、会議中、自分の発言の順番になると、必ず隣の人が言った意見をほぼそのまま繰り返して、毎回お茶を濁す部下がいたそうです。会議のたびにいつも隣の人と同じ意見を繰り返すため、その上司は不思議に思っていました。変化が早い業界なので、意外性のある意見や、独自の視点からの意見が求められるのですが、そういった発言は一切なかったと言います。

その後、別の部下から聞いて驚いたのは、彼はいつも上司のいないところで、その上司のモノマネをしていたとのことでした。それがあまりにも面白かったため、周りは彼の特性には気づかなかったのです。

そんなある日、彼が業務で大きな失敗をしたため、上司は呼び出して注意します。その場では「はい、わかりました」と素直に従います。上司は失敗の原因をはっきりさせ、次に同じことを繰り返すことのないよう叱るのですが、彼はしばらくするとまた同じ失敗を繰り返してしまうのです。

上司としては三度同じ失敗を繰り返されては困りますから、今度は違った角度から、たとえ話を使いながら説明したそうです。するとまた同じく「はい、わかりました」と答えたのですが、その甲斐もなく、「二度あることは三度ある」となってしまいました。

ASDの特性を持っている人は六八人に一人

上司は「自分の叱り方、指導の仕方がよくないから部下は同じ失敗を繰り返すのかもしれない」と悩みます。このままでは社内外における自分自身の信用にも影響しかねません。するとこの上司は彼に与えた仕事結果がいつも気になってしまい、夜も眠れなくなっていったのです。

私はこの話を聞いていて、この部下の男性は「ASD（自閉症スペクトラム障害）」の特性を持っているのではないかと思い、上司の人に具体的なアドバイスをしました。

ASDとは、コミュニケーションや興味、こだわりなどについて特異性が認められる発達障害です。詳しくは本書の中で説明しますが、社会的なやりとりの障害、コミュニケーションの障害、こだわりが強い、興味の範囲が狭いなどの特性が見られます。罹患《りかん》率は六八人に一人の割合（一・四六％）とも報告され、日本の人口に当てはめると一八〇万人以上、世界の人口では一億人以上もいる計算になります。

知的障害を伴わない大人のASDの場合、成人して仕事を始めてから診断されたケースも多く、六〇歳になって初めてわかったケースも見られます。

その後、その上司は部下にASDのことを直接伝えました。自分でも思うところがあったのか、彼はすぐに会社の産業医に相談に行き、診断を受けた結果、はたしてASDの可能性があると指摘されたのです。一方、上司の人もASDについての理解を深めるため、関連する書籍を読んで、対処方法を学んだといいます。

実はＡＳＤの人には感情的に話をしたり、どんなにわかりやすいたとえ話で説明をしても、直接的、具体的でない限り、理解が難しいとされています。彼はこれ以上怒られるのが嫌だったため、上司からの叱責に対して、毎回わかったふりをしていたわけです。

その後、ＡＳＤの特徴を理解した上司は、彼には視覚的に納得がいくよう図に描いたりして、物事を論理的に伝えるようにしたところ、失敗を繰り返さなくなったそうです。

一般的にＡＳＤの人は仕事に一生懸命取り組むため、真面目な面が強調される場合が多いです。ただし「字義通り」という特性があり、よい方向に行けば仕事でも大きな成果が出るのですが、本人が自覚していなかったり、周囲がそのことに気づかなかったり、避けていたりすると、業務に支障をきたすケースが出てきます。

「字義通り」受け取る特性が裏目に出ることも

別の職場の話ですが、部下が新婚だったため、上司は日頃、「いい仕事をするにはプライベートも大事にしなきゃダメだぞ」とアドバイスをしていました。そんなある日、業務上の大事なイベントの最終日が日曜日と重なりました。その部下は当日の現場責任者だったのですが、集合時間になってもなかなか姿を現わしません。上司が慌てて電話をかけても出なかったため、やむなく彼の代わりにこの上司が現場を取り仕切り、なんとかイベントを終わらせました。

すべてが終了した後で電話をすると、その部下は何事もなかったかのように出たので、「なぜ大事な最終日のイベントにこなかったのか」と尋ねたところ、「プライベートを大事にしろと言われたから行きませんでした」と平然と言ったそうです。

さすがにその後、上司は人事部に彼の異動を要請し、本人に対しては正式に医療機関に診てもらったらどうかとすすめ、ようやく彼もそこで自分の特性に気づいて、通院を始めたといいます。

つまり彼は「プライベートを大事にしろ」という上司の言葉を「字義通り」に受け取ってしまったわけです。ASDにとっては、相手の表情から気持ちを読み取ることや、たとえ話などを理解することが難しいのです。また、想像力に乏しく、言葉の裏を読むことや、TPOに合わせて使い分けることが苦手です。急に予定が変わったりするとパニックを起こしてしまうなど、柔軟性に乏しい一面もあります。相手の発した言葉の中で、自分が気になった部分のみに着目してしまい、いついかなる時でも、その言葉に支配されてしまうという偏りがありますから、上司としては、指示する言葉に正確性、論理性、かつ具体性を持たせることが大事です。

問題が起こった場合、職場では上司の管理責任能力が問われますから、ASDの特徴などに関しては、対処法を知っておく必要があります。また、プロジェクトチームのような体制でひとつのミッションを何人かで実行する場合、メンバーの一人にASDの特性が見られた時は、なるべく早めに問題点を整理し、役割分担について話し合っておいたほうがいいでしょう。単に「変わったヤツ」などと距離をおいていると、必ずどこかで不適応を起こしてしまいます。また、「このぐらいのことは、できて当たり前」という考えで追いつめても、やはり早晩どこかで不適応を起こし、会社に損害を与えて、不利益が生じる場合もあります。

職場においては、ASDが軽度の場合には「個性」と捉えることもできるのですが、重度の場合、スケジュールに穴をあけ、チーム内での人間関係がうまくいかず、トラブルになるケースも多く見られます。それどころか上司や部下、同僚などが、

「自分の指導や接し方が悪いのではないか」と悩み、うつになったりすることも多いのです。

現在、この本を手にしているあなたも、なぜかいつも人間関係がうまくいかず、自分だけ浮いている気がするのだけれど、その理由がわからない——といった心当たりがある場合には、一度専門家のもとを訪ね、アドバイスをもらうことをおすすめします。会社の人事担当者か、産業医に相談してみるのも良いかもしれません。発達障害はなかなか自分一人では気づかない場合が多いからです。

ＡＳＤの夫を持つ妻が抱える症状が「カサンドラ症候群」

問題が起きているのは、職場ばかりではありません。

子どもを連れて私のクリニックに受診にやってきた、ＡＳＤの夫を持つ妻に家庭内の状況を尋ねてみると、彼女たちはまるで自分がシングルマザーであるかのような話をします。つまり夫に関する話題がまったく出てこないのです。

彼女たちにいろいろ質問を重ねていくと、「夫はとても忙しいけれど、休みの日になれば子どもたちを公園に連れて行ってくれます」といった話は出てくるのですが、夫が登場するのはその程度でした。それを話す妻の様子はどこか寂しそうで、どうにかこうにか日々生活しているかのような感じがして、「なぜこんなに元気がないのか」と思うことがよくあります。

わが子の発達障害に悩み受診にやってきた母親たちの中には、「うつ」の症状が見られる人も多くいます。子どもの話題から離れて夫婦のことに話を転じると、自分のことをわかってくれていない夫への不満やセクハラ、パワハラ、DV、さらには、虐待まがいの話まで聞こえてきます。そういった話に耳を傾けながら心理療法を行い、薬物による治療を施すと、彼女たちの状態も子どもの状態も改善していくのです。

実はこうした症状を抱えている妻のことを表わす概念に、二〇〇三年、英国の心理学者、マクシーン・アストンが提唱した「カサンドラ症候群」（または、カサンドラ情動《じょうどう》剝奪《はくだつ》障害、カサンドラ愛情剝奪障害）があります。

「カサンドラ症候群」の身体的・精神的症状

「カサンドラ症候群」は、もともと、ＡＳＤ（以前の分類はアスペルガー症候群）の夫または妻、あるいはパートナーと情緒的な相互関係が築けないために生じる身体的・精神的症状を表わす言葉です。

ＡＳＤである伴侶とのコミュニケーションがうまくいかないことから、配偶者は自信を失ってしまいがちになります。また、一見問題なく見えるＡＳＤの伴侶への不満を周囲の人々に伝えても信じてもらえず、その葛藤から精神的、身体的苦痛が生じるという仮説です。

具体的な症状としては偏頭痛、体重の増加または減少、自己評価の低下、パニック障害、不眠などの睡眠障害、抑うつ、無気力などがあり、それらがＡＳＤの伴侶を持つ者の二次障害として、まさにいま、問題となっているのです。

アストンが提唱したこの「カサンドラ症候群」の基準は、あくまでもパートナーとの相互関係から生じる状態であり、身体症状が顕著であることです。パートナーとの家庭内での問題が他人に理解してもらえないことが多く、夫婦間に生じた思いやりとコミュニケーションの障害であるため、夫婦相互ケアの重要性が指摘されています。

しかしながら、昨今の大人が抱えている発達障害の問題に鑑《かんが》みると、家庭だけではなく、職場の領域でもこの概念に該当するような状況が増えてきています。先ほどもある企業内の例を紹介しましたが、ＡＳＤの人との人間関係が原因で「カサンドラ症候群」の状態に陥った場合、そのまま放置しておくと、うつなどを併発してしまう可能性があります。そのため、「カサンドラ症候群」は夫婦間だけに限らず、職場においての仕事のパートナー、上司と部下、同僚などの人間関係にも適用される概念だといえるのではないでしょうか。

私は、発達障害の人と周囲の人たちとがお互いに「なんだか違う」と思いながらも、わかりあって幸せになってほしいと願い、臨床を続けてきました。

世間には、子どもの発達障害に関する本、大人の発達障害に関する本がたくさん刊行されていますが、本書は発達障害の知識そのものにとどまらず、「カサンドラ症候群」を補助線としながら、発達障害の人と周囲の人との関係性やコミュニケーションに着目しているのが、大きな特長です。ＡＳＤの人たちはふだんどのような悩みを抱えているのか。最近増加している「大人の発達障害」が、日常生活を送るうえで周囲にどのような影響を与えているか。具体的な臨床例を参考にしながら、一緒に考えていきたいと思います。

家庭でも職場でも、お互いにわかりあいながら、違っていても、違っているからこそ、一緒になって生きていこう――そうした社会の実現に向けて、少しでも前に進むことができたら幸いです。

筆者注

「アスペルガー症候群（ＡＳ）」という名称は、現在では「自閉症スペクトラム障害」となりました。ＤＳＭというアメリカ精神医学会の診断基準が二〇一三年にＤＳＭ－Ⅳ－ＴＲからＤＳＭ－Ｖ（後にＤＳＭ－５）に改訂されて、「アスペルガー症候群（アスペルガー障害）」という分類はなくなり、従来の「自閉症（自閉性障害）」も含めて「自閉症スペクトラム障害（ＡＳＤ）」に統一されました。

ただし、この定義はアメリカ精神医学会の診断基準であり、米国以外の国の対応はさまざまです。厚労省が採用しているＷＨＯの診断基準ＩＣＤ－10では、いままで通りに「アスペルガー症候群」という用語が使われています。

目次

第二章　職場と人間関係　——上司や部下がＡＳＤの場合——

第四章　発達障害と夫婦関係　129

第五章　発達障害と親子関係

巻末資料：ASD、ADHDチェックリスト 207

第一章　発達障害とカサンドラ症候群

1 発達障害の基礎知識

昨今、発達障害に関しては数多くの書籍が刊行されるだけではなく、雑誌やテレビでも特集が組まれるなど、その認識はかなり広がってきました。疾患の症状が浸透するにつれて、子どもから成人まで多くの人たちが、診断、治療を求め来院するようになりました。職場や夫婦、家族の悩みについて、その関係性を示唆するキーワードとして「発達障害」が使われるようになったほどです。

これまで、私は、国立成育医療研究センターの診療部発達診療科とクリニックで、およそ一万人の患者さんを診てきました。二〇一四年に子どもを社会参加ができる大人にするための医療施設「どんぐり発達クリニック」(東京・世田谷)を立ち上げて以来、子どもを取り巻く環境としての家族、特に夫婦関係に注目した試みを行うかたわら、子どもの頃から受診を続けている彼らが思春期を迎え、高校生や大学生になり、社会に巣立っていく過程をサポートしてきました。

そこでまずは、発達障害の概要について説明するとともに、よく質問される事柄や誤解されがちな事柄をお伝えします。

発達障害＝親の育て方やしつけが原因ではない

発達障害といえば、親の育児方法、本人の性格、生活環境によるものだと思い込み、「自分たちのしつけや愛情のかけ方が間違っていたのではないか」と思い悩んで自分を責めてしまい、苦しんでいる親御さんたちの声をよく耳にします。

しかし、脳機能の障害である発達障害は、子どもが発達していく過程のどこかの段階で、問題が生じてくることを指しています。つまり、発達障害は生まれつきの障害であり、脳の機能になんらかの先天的な問題があるため、さまざまな症状や問題行動が現われ、不適応の状態になることが明らかになっています。親の育児法や本人の性格、環境とは関係が薄く、親の育て方やしつけが原因でもなく、精神疾患でもありません。

たとえば、

■**見聞きしたものを理解して記憶する**
■**過去の経験に照らして計画を立てて実行する**

といった脳のさまざまな機能のことを「認知機能」と呼びますが、発達障害の人は、この認知機能に偏りがあることがわかっています。

認知機能に障害が起こる主な原因としては、以下のことがあげられます。

■**遺伝的素因**
■**環境要因**

遺伝的素因は、持って生まれた遺伝的な素因が大きく関係しています。

また環境要因としては、いじめや虐待など人間関係で生じるストレスが脳の働きに影響することもあります。

ＡＳＤ（自閉症スペクトラム障害）とはなにか

ここで、さらに詳しく発達障害について見ていきましょう。

発達障害は、発達障害者支援法（二〇〇五年四月一日施行）によって、「自閉症、アスペルガー症候群その他の広汎性発達障害、学習障害、注意欠陥多動性障害その他これに類する脳機能の障害であり、その症状が通常低年齢で発現するもの」と定義されています。また、発達障害はアメリカ精神医学会が出版している、「ＤＳＭ－５」という精神障害の診断と統計マニュアルの中で、さまざまな神経発達症として、同じカテゴリーにまとめられるようになりました。

ちょっとわかりにくいかもしれませんが、要するに発達障害は、大きく分けて以下の三つに分類されます。

①ＡＳＤ（自閉症スペクトラム障害）
②ＡＤＨＤ（注意欠如・多動性障害）
③ＳＬＤ（限局性学習障害）

本書では、「はじめに」でも取り上げた①ASDについて、②ADHDや③SLDより、詳しく解説していきます。なぜなら、この後出てくる「カサンドラ症候群」について説明する際、発達障害の中でも①ASDとの関係が非常に大きいからです。

①ASDは、かつては「自閉症」「広汎性発達障害」「特定不能型広汎性発達障害」「アスペルガー症候群」など、さまざまな名称が用いられていましたが、現在ではこれらをまとめてひとつの集合体（スペクトラム）として捉えるようになり、「自閉症スペクトラム障害」という名称になっています。

その診断基準は、「社会的コミュニケーションの障害」等と「限定された興味」等の二つを満たすものであると、「DSM－5」では定められています。

典型的には生後二年以内に明らかになるとされ、三歳までに症状が揃うとされています。二〇一六年の米国の疾病管理予防センター（CDC）の報告書「自閉症および発達障害監視（ADDM）ネットワーク」によると、有病率は一・四六％で、六八人に一人の割合で見られます。

しかし、二〇二〇年のレポートでは、八歳の子どもでは、約一・八五％、つまり五四人に一人が特定されました。二〇〇〇年にCDCがASDを追跡し始めて以来、もっとも高い有病率となっています。

性差は、男児のほうが女児よりも四倍多いとされていて、そのうち四五〜六〇％は知的障害を、一一〜三九％は「てんかん」を併発しています（てんかんは、突然意識を失って反応がなくなるなどの発作を繰り返し起こす病気です。これは脳の一部の神経細胞が、突然一時的に異常な電気活動（電気発射）を起こすことによって生じます）。

ASDと社会的コミュニケーション

現時点において、ASDは脳機能の変異が原因とされています。また、症状としては、社会的コミュニケーションの障害（視線が合いにくい、視線をそらすなど他者の表情や気持ちが理解しにくいといった症状）があげられ、家族間であっても、心が通い合っていないように感じてしまいます。

たとえば、友だちになりたいのに、

■他人との波長が合わず、KYと呼ばれて浮いた存在になる

■いじめに遭ってしまう

他、**友人関係を作ろうとせず単独行動を好む**場合もあります。また、

■**相手の立場になって考えることが苦手**

■**ルールを守って遊んだり、集団で遊んだりすることがうまくできない**

ことや、**他人の存在を忘れてしまい、話しかけても聞こえていない**（聞いていない）**ように見える**こともあります。

言語面に関しては、成長してもなかなか言語が発達してこない人がいます。言葉の遅れがなくても、言葉の使い方がおかしい、**字義的に捉えてしまって冗談や嫌味が通じにくい**、家族と同じような言葉（方言）を使わないなど、他者との社会的相互作用に関するさまざまな局面において、症状が認められます。

別の典型的な例としては、**「限定した興味と反復行動」**があります。「こだわり」「想像力の障害」とも表現されますが、同じことが反復されて起こることを好み、常

に反復的な言葉を発し続けたり、同じ動作を繰り返したりします。癖やチック（強いまばたきや、顔をゆがめたりなど本人の意思とは関係がなく繰り返し出てしまう症状）のように、同じ手振りや動作を繰り返したり、動いたり、回転するものに強い興味を持つなども特徴です。また次のような傾向も見られます。

■物事を決まった順序でやらないと気がすまない

■自分の好きな話題や活動ばかり繰り返す

しかし、だからといって、それが悪いこととは限りません。興味範囲が狭く、特定の物事に強い関心を示し、その反復行動や情報収集を続けることで、高い能力を発揮することがあるからです。

一方で、**同時に二つのことができない**、**新しい環境や突然の予定変更には順応しづらく混乱しやすい**傾向があります。そして自分が作り上げた空想やファンタジーの世界に没入することも多いです。

ＡＳＤの人の視覚は「木を見て森を見ず」

「ＡＳＤの人は人を思いやったり、他人の感情を理解したりすることが不可能なのでしょうか」とよく訊かれますが、これは脳の問題でもあるので、基本的には「不可能」ということになります。ただし、こういった顔の筋肉の動きは怒りを表わしているとか、悲しみを表わしているとか、そういった高度な学習を重ねれば、感情を頭で理解することができるとは思います。

たとえば私のところに受診にきた夫婦で、夫が脳科学者の人がいました。妻が「夫が私の顔をじーっと見て、気持ち悪いんです」と訴えるので、夫にその理由を尋ねたところ、「私は妻の顔をスキャンしているんです」と答えました。ＡＳＤの人は感情を読み取ることが苦手で、笑った顔と怒った顔が判断できないケースが多いため、この夫は顔の部分をスキャン＝「観察」して、表情のパターンを喜怒哀楽の感情にあてはめているのです。

また、ＡＳＤの人に「人のことをどうやって見ていますか」という質問をしたことがあります。たとえば頭の一ヵ所にリボンやヘアピンなどが付いていたとすると、自分はそこだけに焦点を当てて見た時、残りは全部消えてしまうとのことです。その一点にだけフォーカスしてしまい、全体の残りの部分はフィルターがかかったみたいになって全体像が見えなくなり、総合的な判断ができないというのです。自分の頭の中で画像処理をしているような感じに陥り、視覚的にＡＳＤの特性でもある「木を見て森を見ず」状態になっていることがわかります。

ＡＳＤと聴覚・触覚・味覚過敏

ＡＳＤの場合は、聴覚過敏を伴うケースも多く、症状も人それぞれですが、当事者によると一番苦しい症状だと言います。にぎやかなところに外出ができず、病院に通院することとさえ敬遠しがちになるからです。

触覚過敏のために特定の衣類が着られない、その反対に疼痛鈍麻《とうつうどんま》で激しいケガにも気づきにくい、ということもあります。

その他、体内感覚の鈍麻で便秘・尿失禁になりやすい、味覚過敏のために偏食が著しい、時間感覚のズレから時間が守れない、過去のつらい体験が現在でも起きているかのような混乱を起こすタイムスリップ現象などもあげられます。

こうしたＡＳＤにまつわる関連症状としては、不安やうつ状態、不眠、イライラ、興奮など多数の周辺症状が現われます。どの症状が強く出るかによって、うつ病、不安障害、強迫性障害など、発達障害の〝重ね着症状〟としての別の障害と診断されてしまうこともあります。

しかし、知的障害がなく、障害が目立たない場合は、一見、他の子どもと変わりなく見えることも多く、通常の学級にいることも多いため、中には集団にはなじめないことに思い悩み、個別の対応が必要な生徒も数多く見られます。

基本的に治療の最終目的は、中核症状や関連症状を最小化し、他人と同じような反応ができてスムーズな日常生活が送れるよう、特性をわからなくすることです。応用や概念化などの柔軟性が乏しく、周囲からは「なにか他の人と違うな」「どこか変だな」と思われることになりますが、「ああ、こんな人もいるよね」という印象で終わればいいわけです。

治療に関しては、患者のQOL（クオリティー・オブ・ライフ）を最大化し、患者家族のストレスを軽減することに主眼が置かれています。ASDに関しては症状がさまざまで、個々によって特性も広範囲にわたっており、本人の成長に合わせ、一人ひとりに合った治療計画を探していく必要があります。成功体験を何回も重ねることで、本人に自信を持ってもらい、自ら判断や行動ができることが治療目標となります。

ADHD（注意欠如・多動性障害）とはなにか

②ADHDとは、不注意、落ち着きがない（多動性）、よく考えずに行動する（衝動性）という三つの特性が見られる発達障害です。「DSM－5」では、「知能発達に大きな遅れはなく、環境によるものが原因ではないにもかかわらず、多動、衝動性があり、注意が集中できない状態」と定義されています。

ADHDの特性は早ければ小学校入学前に現われることが多いのですが、多動があまり目立たず、注意や集中ができないことがある「注意欠如障害（ADD）」の子どもの場合には、それほど問題行動が目立つことはありません。その結果、青年期以降にもきちんとした診断がされないこともあります。

また、ADHDでは女子の場合、多動が目立たないケースが多く、男子ほど行動が活発ということがありません。そのかわり、「忘れ物が多い」ことや「おしゃべりが止まらない」などの特性が現われることがあります。他の特性が目立たないので、大人になるまで、周囲からADHDであることに気づかれない場合もあるのです。

ＳＬＤ（限局性学習障害）とはなにか

知的能力全般に遅れはないものの、「読む」「聞く」「話す」「書く」「計算する」「推論する」などの学習と関わる能力機能において、ひとつ以上の習得や使用に支障がある状態のことを、③ＳＬＤといいます。

先述のとおり、「ＤＳＭ－５」では、「神経発達症群」という新たな大カテゴリーが設けられ、その中に子どもたちの発達に関連した疾患をすべて収める方針をとっています。その「神経発達症群」に含まれることになったものを見ると、結果的に日本国内で一般的に「発達障害」と呼んでいるものにかなり近いカテゴリーになっています。

そこに含まれるＳＬＤは、ある特定の課題の習得だけが他に比べてうまくいかない状態を指しています。目安としては、学校での学習到達度に遅れが一～二学年相当、あるいは一・五標準偏差以下を指すのが一般的です。

発達障害を大きく分けると、以上の三つになるのですが、どの種類の発達障害にカテゴライズされるのかを見分けるため、それぞれに診断基準・指標が設けられています。ただし、人によってその現われ方が違い、どれかひとつに完全に当てはまるのではなく、これらの三つの障害が重なり合い、併存している場合もあります。

文部科学省が二〇一二年一二月に発表した調査によると、公立小・中学校の通常の学級で知的な遅れはないものの、「発達障害」の可能性のある児童生徒は、六・五％程度と推計されています。また、中学校卒業後における進路に関する分析結果では、高等学校に発達障害等困難のある生徒が一定数いて、少し古いデータになってしまいますが、二〇〇九年時点で特に定時制（14・1％）、通信制（15・7％）に多いとのことです。

これまで発達障害といえば、医療や障害児教育などの狭い分野での関心事として、一般社会から切り離されて考えられてきました。しかし近年、テレビ報道において、いじめを受けて悩んでいる子どもや、他者とのコミュニケーションがとれず、「ひきこもり」とされている青少年が発達障害と診断された例が取り上げられるなど、教育問題、労働問題、社会問題として注目を集める場面が出てきています。

大人の発達障害とは

先ほど、発達障害の特性は一般的に三歳前くらいから症状が現われてくる場合が多いと説明しましたが、その特性が大人になったら変わるとか、治ったりすることはありません。

しかし、人によって、あるいは性別によって、目立ち始める時期やタイプが違うことがあります。最近では子どもだけではなく、「大人の発達障害」もメディアで取り上げられることが多くなっているように、青年期になってから職場や家庭で問題が生じる状態となり、専門医に駆け込んでくるというケースが増えているのです。症状は人それぞれで、大人になるまで気づかない人もいます。そのため、成長とともに周囲との違いやズレ、生きづらさを感じて、一人で悩んでしまう場合も少なくありません。

ASDの場合、大きく次の三つのタイプに分類することができます。

①積極奇異型（子どもの頃から知らない人にも平気で話しかけたり、相手が大人でも馴れ馴れしくしたりします）

②受身型（自分から積極的に接触を図ろうとしないが、誘われれば付き合うタイプ。女性に多いとされています）

③孤立型（他人と話したり関わったりすることに苦痛を感じるタイプです。

（そのため一人でいることを好みます）

これらの三つのうち、一般的に子どもの頃は①「積極奇異型」タイプが多く、思春期から大人になるにつれて、②「受身型」や③「孤立型」タイプに変化していくケースが見られます。たとえば幼い頃は何事にも積極的で、生徒会活動や部活動にも熱心に取り組み、成績もよかったのに、青年期に入ってから徐々に人付き合いを避けるようになった、というパターンです。

一方、女性では小学校中学年以降、①「積極奇異型」から②「受身型」や③「孤立型」に性格が変化していくことが多いといわれています。ただし、子どもの頃は特性による問題行動があまり目立たないこともあり、周囲になかなか気づいてもらえないため、やはり生きづらさを感じていることが少なくありません。

目に見えない常識やルールを理解しにくい

前述のように、ＡＳＤの人は、一般的にコミュニケーションが上手ではなく、人との関わりが苦手という特性があります。子どもの頃はまだ人間関係が複雑でないため、ＡＳＤの特性が目立たず周りから気づかれない場合もありますが、大人になるとそうもいきません。社会生活を円滑に送るためには、社会の常識やルールに従う必要があります。

ルールは社会だけでなく、もっと小さな枠組みである家庭や学校にもあります。とはいえ、家庭や学校ではそれぞれ親や先生などがルールを説明し、時にはサポートもしてくれますし、ルールを破ったとしても大問題に発展しないかもしれません。

しかし、社会に出れば誰も常識やルールを懇切丁寧には教えてくれません。第二章でも詳述しますが、普通の人なら成長の過程でさまざまな経験を重ねながら、徐々にそれらを身につけていきます。ところが、ＡＳＤの人には見えないことを自然に理解することが難しいのです。

たとえば、職場の中には「暗黙の了解」というルールがあります。上司や目上の社員に敬語を使い、隣の席の人が留守の時に電話が鳴ったら代わりに電話をとって用件を聞くといったことです。しかし、このような気遣いや行動を、臨機応変に行うことが難しいのがＡＳＤの人です。

また、こだわりが強いという特性もあります。周囲のルールを想像することが難しいわけですから、自分だけのルールにこだわる、決まった順番をかたくなに守るといった行動となって現われる場合があります。そして、ＡＳＤの人は「自分が正しい」と思ったら、周囲や状況に関係なく、その通りに行動するという行動原理があるのです。周囲にどう思われようと、本人が「正しい」と思っているので、その行動をやめさせるのがとても困難なケースも散見されます。

そうした自分のルールを周囲に押し付けてしまうこともあります。迷惑がられていても、それに気づきません。その行動を無理やりやめさせようとするとパニックを起こし、強い劣等感や疎外感を感じてやる気をなくしてしまうケースもあります。

周囲の状況を的確につかみ、共同で作業することも苦手です。職場では周囲が忙しくても、自分の仕事が終わると休憩したり、就業時間ピッタリに帰ってしまったりします。それによって仲間はずれになり、孤立してしまっても気になりません。そもそも人に合わせるという発想がないため、他人との関係がギクシャクしやすいのです。

以下、最近増加しているといわれている大人のＡＳＤに現われやすい特性をあげておきます。これらのいくつかに当てはまり、不安に思う人は、専門の医療機関を受診したほうがいいかもしれません。

■大人のＡＳＤに現われやすい特性

□その場の話題に合わせられない
□「暗黙の了解」が理解しにくい
□自分だけのルールを周囲に押し付ける
□敬語が使えない、敬語の使い方がおかしい
□他人の失敗が許せない
□白黒はっきりさせないと気がすまない
□人を怒らせてしまう
□得意と不得意が極端
□体調を崩しやすい
□一方的な会話をする
□自分の都合を優先する
□融通がきかない

2　いま増加中の「カサンドラ症候群」とは?

カサンドラ症候群(Casandra Affective Disorder)、カサンドラ情動剥奪障害(Casandra Affective Deprivation Disorder)といわれても、いまはまだ「よくわからない」という人が多いかもしれません。

ASDの夫または妻、あるいはパートナーと情緒的な相互関係が築けないため、その相手(配偶者やパートナー)に生じる身体的・精神的症状を表わす言葉です。

「はじめに」でも指摘したように、医学的に正式な診断名ではありませんが、知的な遅れのないASDの配偶者やパートナーとの、会話や親密な関係の不在に悩む用語として、精神科の医師などの間では広く使われており、パートナーや配偶者などとの情緒的交流の不在に悩む状態を的確に表わしている呼び方です。第二章以降をよりスムーズに理解していただけるよう、あらかじめ説明しておきたいと思います。

ギリシャ神話の人物名

もともとカサンドラとは、ギリシャ神話に出てくる悲劇の預言者の名前です。トロイアの王女であったカサンドラは、ある日、神アポロンに求愛されて予言の能力を贈られます。しかし、その力を持った途端、カサンドラはアポロンの愛が冷める未来を予見し、アポロンを拒絶してしまいます。すると怒ったアポロンは、カサンドラが予言しても誰もその言葉を信じないという呪いをかけました。

そのため、トロイアがギリシャ軍に敗れるきっかけ（「トロイの木馬」）を、カサンドラが予言していたにもかかわらず、彼女の言葉は誰からも信じてもらえません。トロイア落城の際、カサンドラは王家の一員としてギリシャ軍に追われ神殿に逃げ込み、アテナ女神の像にすがって助けを求めます。本来、神の像は神聖なものですから、その前で血を流したり暴行したりすることは、宗教的に禁じられているからです。

しかし、カサンドラはギリシャ軍の小アイアスに乱暴されたあげく、ギリシャ軍の総大将であるアガメムノン王の戦利品・奴隷となってミケーネに連れて行かれます。そこで彼女を待ち受けていたのは、突然の死でした。アガメムノンを恨んでいた彼の妻クリュタイムネストラにより、カサンドラは殺されてしまったのです（彼女はそれす

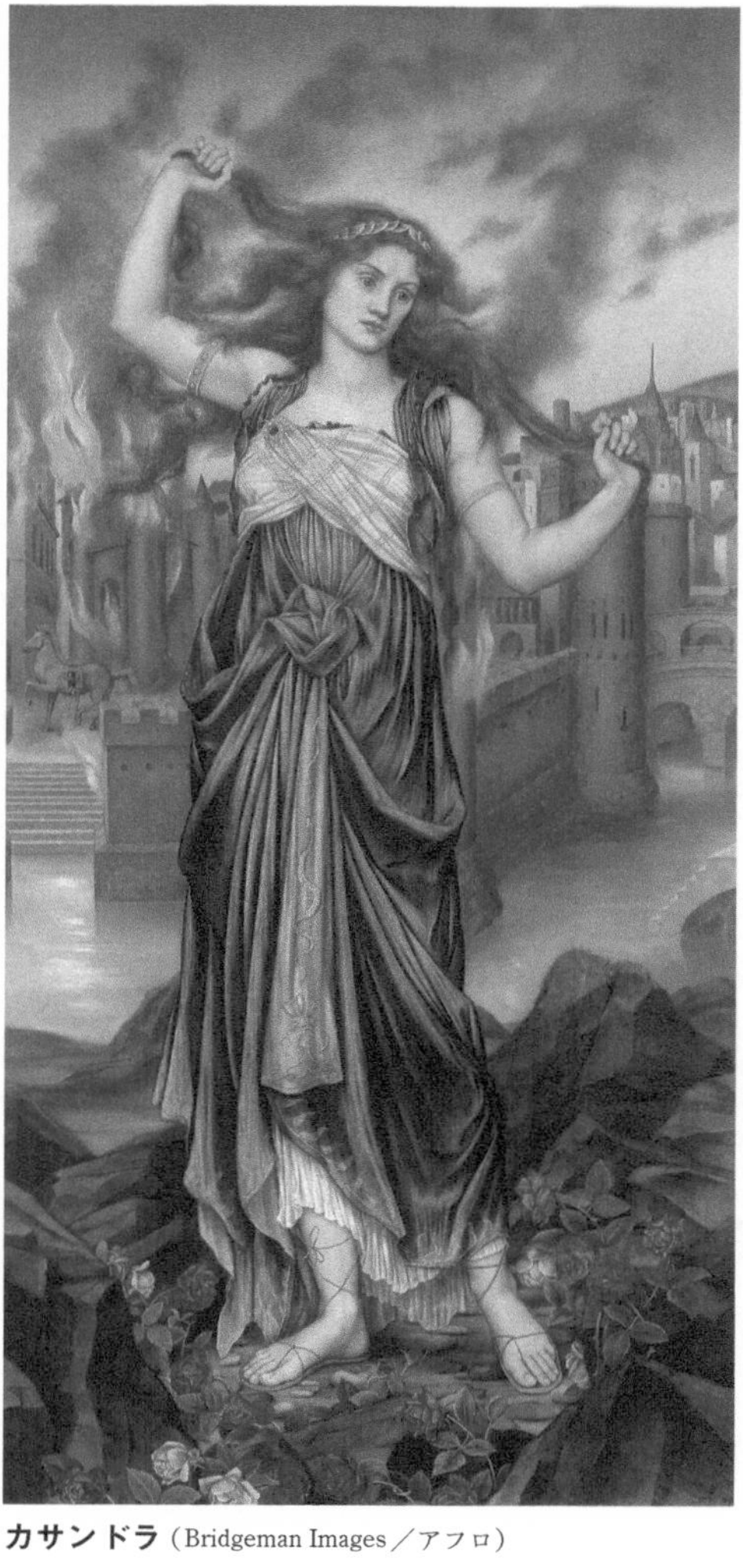

カサンドラ（Bridgeman Images／アフロ）

らも予言していたといわれています）。

理不尽なアポロンと、彼のせいで望まなかった予言能力を持ってしまい、国は滅び、敵には凌辱《りょうじょく》され、敵の妻に殺されたカサンドラ——ギリシャ神話に出てくるこの二人の関係が、ＡＳＤの特性を持つパートナーとの間に起こるさまざまなトラブルに喩《たと》えられて、カサンドラ症候群の概念が生まれました。

具体的には、妻が夫とのコミュニケーション上の苦痛を周囲の人たちに訴えても、夫には問題がなさそうに見えるため誰からも信じてもらえず、結果として自分一人で苦しみ悩んでしまう症状を「カサンドラ症候群」と呼んでいます。

夫がＡＳＤの特性を有するがゆえに起こる人間関係のトラブル、互いに譲らず対立し、いがみ合うといった葛藤は、社会性の未熟さ、コミュニケーションや相手の立場を想像することの苦手さという特徴からくるものです。

こういった夫との結婚生活では、夫婦間のコミュニケーションがうまくいかない、気持ちが伝わらない、子育ての不安や悩みなどを共有してもらえない、夫からの言動に傷つくなど、妻にとって苦痛の日々を日常的に強いられます。いわゆる「犬も食わない」とされる一時的な夫婦ゲンカとはその性質が異なり、継続的に続きます。そのため夫との情緒的交流がうまくいかないことが妻の無力感、孤独感、絶望感につながり、抑うつ状態を引き起こしていることが知られるようになってきました。

ＡＳＤの伴侶を持った配偶者の苦悩

「はじめに」で記したように、英国の心理学者のマクシーン・アストンは、この状態を「情動剥奪」と呼びました。夫婦間の情緒的交流が存在せず、剥奪された状態であることを示したわけです。

そして、夫との情緒的交流がうまくいかない妻たちを、アストンはギリシャ神話に喩えて「カサンドラ」と名付けました（この「カサンドラ」という呼び方には、妻の訴えや言葉が周囲の誰にも信じてもらえない状況も含まれています）。

では、カサンドラの妻にとって、ＡＳＤの夫との間に実際どのようなことが起こっているのでしょうか。当事者はなにが理由なのかわからないけれど、毎日の生活が苦しいわけです。また、そのことを周囲に相談しても、苦しんでいることを理解してくれないという、二重の苦しみの状態になっています。

■当事者に問題の本質がわからないこと
■周囲が問題の存在さえ理解してくれないこと

この二つの要素が、現在のカサンドラ症候群を巡る問題の本質になっているのです。ASDのパートナーとの問題は、ASD＝男性、パートナー＝女性という組み合わせに限ったものではありません。逆に妻がASDの場合もあります。その場合、男性がASDである場合とはまた別の問題が生じてきます。しかし、実際には男性のほうが経済力を備えている家庭が多いため、ASDの男性と結婚している女性のほうが、一人で受け止めて悩んでしまう場合が多く、問題はより深刻になるのです。

ASDの夫を持った妻は、コミュニケーションがうまくいかず、理解してもらえないことから自信を失ってしまうケースが多く見られます。また、世間的には夫が問題なく見えるため、夫に対する不満を周囲に語り理解を求めて口に出しても、理解してもらえないということが起こります。その葛藤から精神的、身体的苦痛が生じているのです。

症状としては偏頭痛、体重の増加、または減少、自己評価の低下、パニック障害、抑うつ、無気力などがあげられ、二次障害として問題となっています。すなわち、この症状が出るのは夫婦間やパートナー間の思いやりとコミュニケーションの障害であり、なによりも相互ケアの重要性が指摘されているのです。

彼女たちは眠れない、動悸《どうき》がする、集中できない、片付けられない、突然涙が出る、外出できない、パニック発作があるなどの抑うつ症状を訴えて、心療内科を受診することが多く、話を聞いてみると、そのほとんどが「夫との間で気持ちの伝達の困難」という類似した問題を抱えています。

誰しも、こういった状況に陥っている妻たちの話を聞けば、「ひどい夫だ」と感じると思います。しかし、一方で「大げさすぎる」「それって、どこの家庭にもある単なる性格の不一致では」と思う人がいるかもしれません。また、「夫が古い考えの親に育てられたせいでは」とか「ひと昔前の夫婦像はみんなそうだった」と思うかもしれません。

妻に対しても、「むしろ妻のふだんの言動にこそ問題があるのでは」「そもそもなぜ結婚したの」「なぜ別れないの」と不思議に思う人もいるでしょう。

しかし、現実はどうかというと、臨床の現場では、カサンドラと呼ばれる彼女たちのほうが、とても混乱して見えることがあります。それに対して、パートナーの夫は社会的に認められていて地位もあり、家庭の外では温厚でいわゆる〝外面がいい〟人が多いので、二人の間で起こっている本質的な問題は理解されず、妻のパーソナリティの問題として片づけられてしまうことがありました。まずは、このような悩みを抱えている女性たちが多く存在していることを知ってほしいと思います。

「夫がそばにいるだけで動悸がしてくる」という状態に至るまでには、その夫婦にしか知りえないたくさんのエピソードがあります。大きな出来事よりも、小さいけれども、本質的なすれ違いの積み重ねがカサンドラの状態を引き起こしているケースが多いのです。

夫婦間のみならず、職場でもカサンドラ症候群に陥る人が出てきているのは、「相手の気持ちを想像することが苦手」なＡＳＤ当事者の「情緒的応答性」を考慮しなければ理解できない問題であり、価値観の問題でもあり、コミュニケーションの問題でもあります。

そこで次章ではまず、多くの人々が日中の大半を過ごす職場で社会的に起こっているカサンドラの状況について、見てみたいと思います。

■カサンドラ症候群とは

□相手との相互関係から生じる状態であること

□身体症状が顕著であること

□相手との問題が他人から理解してもらえないこと

■カサンドラの典型的な症状

□偏頭痛

□体重の増加、または減少

□自己評価の低下

□パニック障害

□抑うつ

□無気力など

第二章　職場と人間関係

――上司や部下がＡＳＤの場合

大学生や社会人になってＡＳＤに気づくことも

これまで述べてきたように、カサンドラ症候群の基本的な概念は、家庭内で夫と妻のコミュニケーションがとれないことによって引き起こされるものです。

しかし、会社でもＡＳＤの上司などと働くことによって、精神病、うつといった身体的な不調を訴える状態が報告されるようになりました。そこで本書では、ビジネスの現場での「うつ状態」もカサンドラ症候群として、大きなくくりで捉えています。

ＡＳＤの人は家族間だけではなく、日中の大部分の時間を過ごす社会生活でも当然ストレスを感じています。ビジネスの現場では、テストのように決まった解法や答えがなく、ＡＳＤの人が苦手とする臨機応変な行動が求められるからです。

たとえＡＳＤであったとしても、小中高など学校に通う年代であれば、体調が悪い時は学校を休めばいいですし、親や周囲のサポートによってどうにかうまくやりすごすこともできたでしょう。対人関係やコミュニケーションが多少苦手であっても、普通に大学に進学することや会社に就職することもできます。

しかし、大学生や社会人になると、それまでとは勝手が大きく異なってきます。さまざまな場面で第三者とコミュニケーションをとる必要が生じた際、それがうまくいかずにトラブルを抱えてしまうケースが多々見られるのです。

高校までは問題が潜在化して見すごされてきましたが、社会に出た途端、周囲とのトラブルが起こるようになって「なにかおかしい」と気づきます。そして、ネットの情報などで調べてみると、ＡＳＤの症状に当てはまることが多々あるため、医療機関を受診する人たちが近年増えているのです。

ＡＳＤが社会生活の困難さに気がつく時

周囲の人たちとのコミュニケーションがうまくいかない——そのことに社会に出るまで気づけなかった理由としては、前章でも詳述した、「発達障害」の特性があげられます。高校までの生活では、朝起きて学校に行き、時間割通りの授業を受け、昼食も同じ時間にみんなで食べるという、決められた一日のスケジュールに沿って行動しています。スケジュールを守って生活してさえいれば、何事もなく学校生活を送れたという人もいます。しかし高校卒業後はそうはいきません。自分で決めなければならないことが急増するからです。

たとえば大学に進学した場合、各学部、学科によってカリキュラムが異なり、どの授業を選択するのか、履修科目の中から自分で組み合わせを決めなければなりません。自分で時間割を作らなければならず、ASDの人にとってはそれがまず、大変なストレスになります。適度な加減がわからないため、朝から晩までびっしりと受講スケジュールを組んでしまう人もいます。

また、コミュニケーションが苦手なので「あの授業は単位が取りやすい」「この授業の先生は厳しい」といった学生同士の情報が入ってきにくく、試験前にノートを貸し借りしたり、過去問などを教えてもらったりするような人間関係が築けず、自分一人で苦労することもあります。

授業やテストに関するやりとりに限らず、ASDの人は日常的に、相互的なコミュニケーションが苦手です。話しかけられたら返事をし、こちらから話題を振り返すという会話のキャッチボールが難しいのです。一方的に話したり、聞いたりするだけでは会話が成り立ちませんから、結果として周囲から孤立しがちです。

男性の場合、比較的一人で行動することに慣れている人が多いので、「それでも別にかまわない」という意見もあるでしょう。プライベートならもちろんそれでもいいのですが、卒業して社会人になったら、会社で自分の殻に閉じこもり、「好きな人とだけ話せばいい」というわけにはいきません。社内の別部門とのミーティングや他社の人との取り引きといった場面で相手とうまく対応できずに不適応を起こしてしまい、勤務の継続が難しくなるのです。

それまでの学校生活では、親や教師が細かくルールを説明してくれますし、ルールを破ったとしてもよほどのことがない限り許されます。しかし、社会に出たら誰もルールや組織の常識を教えてくれません。学生時代には笑ってすませられたことも、職場でミスが続けば評価が下がるし、最悪の場合は解雇されてしまうこともあります。円滑な社会生活を送るためには、社会の常識やルールに従う必要があるのです。

定型発達の人たちは社会に出るまでの経験をもとに、ルールや常識を自然に身につけていきますが、ＡＳＤの人は目に見えない社会のルールを自然に理解して身につけることが難しく、そのため毎日感じる強いストレスによって心や身体のバランスを崩してしまう人もいます。

職場でカサンドラ化しないために気をつけること

上司がＡＳＤで部下が定型発達者だった場合、部下にとっては理不尽に思えることや業務上理解できないことが数多く起こるのですが、まずは、会社内での「カサンドラ症候群」の位置づけについて考えてみましょう。

会社は家庭とは違って最初から上下関係が存在します。売り上げや利益を上げなければならないという役割の中で、上司や同僚などとどういった関係性が求められているのかを、まずは理解しなければなりません。もちろん、できる限り利益を追求するということは、従業員であれば当たり前の話です。しかし、なかなか思い通りの結果にならないのが仕事というものです。

にもかかわらず、ＡＳＤの上司は部下の行動や発言に対してまったく聞く耳を持たず、あくまでも完璧を求めます。そのため、目標に到達できなかった場合、その原因や問題点を冷静に探ることなく、自分で自分を制御することができないまま、部下に怒りの矛先を向けて「もっと利益を上げろ！」と一方的に怒鳴る——。

怒られたほうは、懸命に努力してもなかなか結果が出せなければ、「自分のことはまったく理解してもらっていない」と悩みを深めることでしょう。そんな状態が続いて言いたいことも言えず飲み込んでばかりいれば、いつの間にか体調が悪くなり、うつ状態に陥ってしまいます。これが、会社で起こり得る「カサンドラ症候群」ということになります。

判断が難しいのは、企業の最終目標は利益を出すことであって、「上司が部下に注意するのは当たり前」という考え方です。部下が結果を出していないのにニコニコしていたら、それこそ上司は人事部から管理能力を疑われるでしょう。パワハラやモラハラ、セクハラなどが連日マスコミに取り沙汰される昨今、時代の変化に対応できず、融通もきかず、旧来のやり方に固執したままでいる上司が、部下のカサンドラ化を一層助長させてしまうのです。

会社では普通、結果を出すことによって地位が与えられる（昇進していく）ので、多くの上司は自分の言動に自信を持っています。ところがその上司がＡＳＤだった場合、部下の気持ちが理解できないので、「部下を人として見てない」言動をとってしまいます。自分勝手な行動をしたり、暴言を投げつけたりすることが多いため、自分では気づかないうちに部下から疎《うと》まれることが増え、やがて「あの人は結果は出しているけれど人望がない」という評判になっていきます。

そういった上司の場合、数字のみを追い求めて部下を追いつめるため、部下は当然、利益達成のために必死になります。無理をしてでも頑張って、数字をクリアしようとします。ところが、達成できれば上司自身の評価がまた高まり、さらに暴言に拍車がかかっていくという悪循環に陥ります。

ＡＳＤの上司の思考と行動パターン

また上司がＡＳＤの場合、部下のことを単なる「駒」として捉え、「いくらでも代わりはいる」と思っているので、育成しようなどとは考えていません。部下は目をかけてもらいたいため、上司とうまくコミュニケーションを図ろうとしますが、残念ながら情動に訴えかける作戦はＡＳＤの上司には通用しません。

ちなみに近年、職場のパワハラ事件が以前と比べて急増しているような気もしますが、実際には最近になってパワハラの認知度が高まり、「顕在化しやすくなった」というのが正しいと思います。

いずれにしても、上司がＡＳＤだった場合、部下の人は本当に大変です。一人の人間に権力が集中している部署では、特定の部下に無理難題が押し付けられて疲弊してしまい、うつ状態になるケースもあります。人事部に解決を求めても、なかなかうまくことが進まず、逆に冷遇されてしまうケースもあります。先日もある会社の人事担当者が、従業員女性から経営者のセクハラを相談され、解決に向けて動いたらクビになってしまったというニュースがありました。いくら正しい行いをしても、企業によってはパワーバランスが働いて不条理がまかり通ってしまうこともあるわけです。

どんなに人事部が正義を振りかざしても、特に周囲からカリスマ視されている上司や、オーナーカンパニーのトップの場合、その思考を変えさせるというのは一筋縄ではいかないでしょう。余計なことを進言すると、かえって裏目に出てしまうことがあるのです。

しかし、だからといって、最初からあきらめてはいけません。

ＡＳＤの上司の頭の中には、「こうすれば、こうなる」といった一貫したストーリーがありがちです。それに加えて、これまで結果を出してきたという自信があるので、新しくパターンを変更することが容易ではありません。

では、ＡＳＤの上司に対し、部下の社員はどのようにすればカサンドラにならなくてすむのでしょうか。これまでのさまざまな症例をピックアップしながら、まずはそのヒントを探りたいと思います。

ＡＳＤの管理職の特徴

ある夫婦が受診にやってきました。もともとは、ＡＳＤの子どもが他人とうまくコミュニケーションがとれていない――という相談内容でした。ところが話を聞いてみると、問題がありそうなのは子どもばかりではありません。その夫は、二人いる子どもたちに部屋を与えず、一人でリビングと六畳の部屋を占領してテレビを観たり、好きなことをしているというのです。

妻からすると、まるで独身時代と同じ行動をしている夫が不満で、家事の大変さをなにも理解してくれないし、機嫌が悪いと妻を怒鳴り、子どもに対して手を上げることもあるそうです。

そこで、子どもの話はいったんおき、妻に夫に関する話を聞いてみたところ、夫の問題点を多数あげるではありませんか。その間、夫は隣でずっと黙って話を聞いていたのですが、そのうち、夫のふだんの仕事ぶりが話題にのぼりました。彼によると、「毎年毎年、会社の幹部昇進試験を受けているけど、一〇回ほど落ちて合格しないし、会社でも同僚とうまくいってない」とのことでした。

会社からは結果だけではなく、なぜ合格しないのかという評価表を受け取っているというので、それを後日見せてもらったところ、次のような長所があげられていました（太字は筆者）。

■業務には一生懸命取り組み、**活発、かつ積極的な力強い言動**で優秀である。

■最後まで粘り強く課題を遂行し、基準に沿って結果を導こうとしていて、情報をすばやくキャッチし、所定のプロセスを一歩一歩踏んで、着実に仕事を進める。

ここまでは評価が高いことが見てとれます。

次に弱点が書かれていました。

■課題形成、利益が相反する場面で、他者の納得を求めるには明快な論理と相手の立場に立った表現が必要になる。**理屈と感情の両面で相手の納得状況を確認しながら話を先に進めてほしい。**

■問題解決に当たって、**発生した現象から結論に短絡させるのではなく、論理的に考察し**、根本的な原因や潜在する問題を確実につかんでほしい。

■今後は、対人面・思考面とも自在性を涵養《かんよう》し、**スムーズで多様な対応力を磨くことが必要**である。

■マネジメントには、原理・原則はあるが正解はないということを再認識する必要がある。**「型」にとらわれず、周囲の状況や変化する環境を見据えながら、さまざまな方法論を見出すことが肝要**である。

■「なぜ」を繰り返し、問題の真因を深く掘り下げていく洞察力を強化し、成果の質を高めてほしい。取捨選択や優先順位づけを明確にしながら、効果的効率的なシナジーを構築してほしい。自己研鑽《けんさん》を積んでほしい。

難しい言葉で書かれていますが、要するに頑張ってはいるけれど、弱点＝今後の課題として書かれていることは、「抽象概念ができない」「人を指導できない」「研究はできるが、自分勝手である」ということです。通常であればこの評価全体を読むと、表面上はほめられているけれど、実際には上司としての必要な条件が満たされていない理由がいくつかあげられているので、注意されていると理解できます。しかし、当人はこの評価表に記されている弱点を読んでも、意味がまったくわかっていません。「どうしてこんなにほめられているのに、試験に落ちるんだろう」と思っていたのです。改善するべきところがわからないまま試験を受けていたので、何回受けても落ちてしまい、本人は首を傾げている状態でした。

ＡＳＤの場合、課題に向き合うとか、重みづけをするとか、なにかを決定する時にどう行動するかとか、そういったことを具体的に目の前の仕事に置き換えることが苦手です。そこでこの夫に対しては、弱点として書かれていることの理由を一つひとつ、具体的に事例をあげながら説明しました。「あなたのこういうところが問題だと、ここに書いてありますよ」と面接のかたちで伝えたのです。また、そういった対話以外にも、治療薬を出して症状の改善も図りました。

その結果、次回の面接の時には、きちんと自分の特性と問題点への対処法を言うことができたため合格しました。部下がいない専門職として幹部登用されたとのことですが、世間では同様の制度を採用していても、実際にはこのようにうまく機能していないかもしれません。

だからこそ、似た傾向の持ち主であっても組織を率いる立場に昇進する人が多く存在し、カサンドラになる人が職場に出てきているということでしょう。

普通は会社で出世をしたら、部下の育成も大事な役割のひとつだと認識されています。ところがＡＳＤの人の場合には、具体的に「育てる」という方法がわかりません。基本的に、「育てたい」とか「この人のためにやってあげたい」という感情が湧くことがないのです。

一方で、自分がなにか新しいことを実行する時、どれぐらい不安になるのかということを一覧にまとめて診断に持ってきた人がいました。そこには「自分は○×をするとき、85％不安になる」といった数字が並んでいました。つまり、視覚的にわかるように、度合いを数字で表わしているのです。

ＡＳＤの人の場合、チームをまとめたり、育てるといったような役割が難しい反面、数字を使った客観的な評価は得意です。会社の中でも売り上げが大きいか小さいか、利益率が高いか低いかというのはすべて数字での判断です。そのため、ＡＳＤの上司は数字だけ見ていくような仕事には適しているという側面があります。

カリスマとＡＳＤは紙一重？

もちろん、企業側としては、誰かを管理職に推す場合、コミュニケーション能力があるかないかの判断はとても重要です。別のＡＳＤの女性の話ですが、ある海外のＩＴ企業の総合職を受けたところ、「専門職でしたら合格なのですが」と言われ、最終的にはパソコンの設計などの専門職で雇われたという例もありました。会社としては入社前はもちろんのこと、入社後の管理職研修などでも、コミュニケーション能力や問題解決能力などについての特性を重視しつつあるのが現状なのです。

しかし、企業においてＡＳＤの人材活用が少しずつうまくいくようになってきたのは、ここ数年の話です。いまの経営者や役員が現場で働いていたのは、人事考査にこうしたＡＳＤなどの概念がなかった時代です。ＡＳＤの場合、途中で不適応を起こして退社してしまうケースも多いのですが、カリスマ性やこだわりによる専門性を発揮して、唯我独尊で仕事の結果を出して経営者になったり、起業したりする人も数多くいます。

ただし、そういった人は、自分がやってきたこれまでの習慣や言動を変えることができないので、部下はかなり苦労することになるでしょう。

一例をあげてみます。

ある外資系の会社経営者の話ですが、行きつけの店や座席番号などに強いこだわりがあって、スタッフを集めて食事会をする時も、それぞれの好みを聞くことなく、その店で一番人気のあるメニューを勝手に全員分注文するそうです（自分だけはその日食べたいと思った別のものをオーダーします）。部下からするとトップがすべて仕切ってくれるのでラクといえばラクなのですが、自分が食事を終えると突然立ち上がり、全員の食事がまだ終わっていないのに「出るぞ」と言ってさっさと会計を始めるので、部下はついていくのに必死なわけです。

また、堅い内容の会議の時、その場の雰囲気を和らげようと少し笑みを交えながらレポートをしていた上司に終了後、「お前、笑っていなかっただろう！　どうして笑わないんだ！」と因縁をつけられたという話を部下の人から聞いたこともあります。

いずれも極端なケースのように思われるかもしれません。もちろん、こうした理不尽な上司に耐えられない社員は、カサンドラ状態になる前に退社していくでしょう。しかし、子どもの教育費や住宅ローンが残っていたりすると、同条件かそれ以上で雇用してくれる企業を探すのはそう簡単ではありません。そのため、我慢を強いられても仕事を続けざるを得ず、いわば奴隷状態になっていく人もいるわけです。

こうしたエキセントリックな上司は、仕事で結果を出した場合には「カリスマ」と崇《あが》められるケースも多く見られるため、あまり悪いイメージとしては表面化しづらいものです（しかも、こういった人は部下だけではなく、家庭でも妻のカサンドラ化を引き起こしている可能性が高いといえます）。

上司に振り回されない対処法

明らかにＡＳＤと思われるような上司の下で働く部下がカサンドラにならないようにするにはどうすればよいでしょうか。

ＡＳＤの上司に対しては、漠然とした指示待ちの姿勢では上司の指示を的確に理解し、行動することが難しいです。仕事上行わなければならない行動について、たとえば、右に行くのか左に行くのかを明確に指示してもらえるように、部下のほうから具体的に二つの選択肢を上司に示し決定してもらうのがいいと思います。したがって右に行くのか、左に行くのか、部下は上司に上手な理屈をつけて選択肢を二つ示し、上司に決断をしてもらうようにすることで、迷わずにその方向へ進むことができますし、上司は明確な指示を自ら下したことで、不満を持つことがないのです。

そう考えると思った通りの方向へ進むためには、上司を上手にほめて良い気分にしてあげることも大切です。意見をぶつけることなく部下としての役柄を演じ切るのがもっとも効果的なのです。

以下の事例はいささか的外れのように感じるかもしれませんが、象徴的なエピソードだと思いますので、ぜひ続けて読んでください。

受診にきていたASDのある子どもの話ですが、いつもラーメンの汁を最後まで残さないで飲んでしまうため、母親が心配して「なんとかなりませんか」と言ってきました。その子に訊いてみると「ラーメンの汁の中には、だしの煮干しの『命』が入っているから、一滴も残さずに汁を飲まなきゃダメだ」と誰かに言われたそうです。

そこで私は「葉っぱのフレディ」の話をしました。葉っぱのフレディというのは、だんだんと木から葉っぱが落ちていって、最後の一枚が地面に落ちるのですが、それが木の栄養になって、また命を長らえるという話です。

「そういう話があるんだから、煮干しの命は木にあげればいいじゃない」という話をしてみました。私としては、「別にいつも最後まで汁を飲まなければいけないということはないんだよ」ということを理解させるためにその話をしたのですが、その子どもは喜んで理解してくれました。そしてそれ以後、ラーメンの汁を飲まなくなりました。

ここで私が言いたいのは、ＡＳＤの上司と上手にコミュニケーションをすることの重要性であり、上司の「こだわり」を一瞬で解くために、部下はどういった話をすればよいかということです。

また、こういう上司に対しては、言葉は悪いですが、面従腹背で接したほうが無難です。表面上は上司をうまく立てておく必要がありますが、反面、上司のこだわりを深刻に受け止める必要はありません。

ＡＳＤの上司には論理的な筋道を立てて提案する

上司とうまく仕事を進めていく方法について、さらに深化させます。

仕事を完遂するまでのプロセスにはいくつかのポイントがあり、そのポイントの中で取捨選択を行うものですが、ＡＳＤの人は多数ある中からひとつを「選ぶ」ということができないため、すべての選択結果は自分の価値観のみに依ってしまうのです。

要は、自分自身のこだわりで物事を決定していくということになります。

ＡＳＤの上司は、「自らの価値観を変える」ということ自体、受け入れることができません。移り行く時代の変化を受け止め、新たな発想を取り入れることが苦手なのです。こうしたＡＳＤの上司に対しては、真正面から反論したり、持論を展開したりするのはＮＧです。

「たとえば、こう考えてみると、ああなりますよね」というように、論理的な筋道を立てて提案をし、その上司に「ああ、なるほど。こうすればうまくいくか！」と思わせることができたらしめたもの。第三者的な目線で提示することによって、あたかも上司が「自分で考えついた」と思い込むよう、うまく進言すればいいのです。

要は、上司が得をすることを具体的に提案するのです。ＡＳＤの特性がある人は自分へのメリットがあることに積極的になります。さらに、一つひとつ具体的に、視覚的にひとつの流れとして理解できるようわかりやすい計画書などを作成して提案するのです。漠然とした話し言葉よりも紙に書いて得する部分を明示しながら提案するほうがいいでしょう。

ＡＳＤの部下を持った場合に起こること

上司の場合ではなく、部下がＡＳＤの場合もあります。入社後、配属が決まっていざ実際に仕事を始めてみたところ、社会人として必要とされるマルチタスクができないことで、ＡＳＤが露呈するというパターンです。

仕事上のトラブルとしては、たとえば、与えられた仕事をきちんとマニュアル通りにやっているつもりなのに、「何時までに折り返しの電話をすると約束したにもかかわらず、電話がかかってこない」「約束したものが送られてこない」「約束をすっぽかされた」といった、顧客からのクレームが相次ぐケースがあげられます。つまり、時間的概念が希薄で、ひとつめのステップが完了したところで仕事がすべて片付いたと思い込んでその後の連絡を忘れるなど、ひとつのことに集中してしまいほかのことにまで気が回らなくなってしまうのです。

とりわけサービス業などの場合、完了までのプロセスが非常に複雑で、それをよく理解していないまま想定外のことが発生した際、うまく対応することができません。

また、仕事のミッションや達成基準に関しても、事前に数値指標（％）を具体的に明記しておかないと、後になって「言われたことを言われた通り全部やったのに、なにが悪いんですか」と強硬に主張することがあります。明らかにできていなくても、最初に指標を提示されなかったと言って、もめごとに発展することがあります。ＡＳＤの人は論理的な話は得意な面もあるため、評価基準をあらかじめ整理し明確にしておくことが大事なのです。

だからといって、上司は医療の専門家ではありませんから、勝手にその社員をＡＳＤと決めつけることはできませんし、ＡＳＤを理由に降格させるようなことがあってはなりません。厚生部や人事部などに指示や判断を仰ぎ、医療機関で専門家に診てもらうように導く必要があるでしょう。

その一方で、人事部や厚生部としては、そういった社員とは日々、丁寧なコミュニケーションを図る必要があります。また、彼らに対しては「仕事ができない」という表現ではなく、「いまの部署では、うまく能力が発揮できないかもしれない」と伝えるべきです。人口減少社会の中で人材難が見込まれる今後、「持っている能力と求められるスキルがうまく合致する部署に目を向ければ、成果を出せるよ」と伝えるほうが、会社にとっても働き手にとっても、いい結果をもたらすでしょう。

会社生活でカサンドラ症候群を生まないために

こういった部下がＡＳＤの例では、上司が精神的に参ってしまうケースも多く見られます。ＡＳＤについての知識がないと、これまでの常識では理解できないことが続き、心が折れてしまうのです。向き合い方がわからなくなって、逆に部下の召使いのようになってしまい、相手に奉仕するかのように一緒に伴走し始めてしまうこともあります。そうなると、肝心の自らの業務に支障が出たり、ほかの部下から「あの人は甘い」などと思われかねません。寄り添いすぎるのもよくないし、そこで結果を出せなければ上司としての自信を喪失してしまうことにもなります。それも一種の「カサンドラ化」といえるのではないでしょうか。

こうした部下の仕事上の対処法としては、なにより時間や場所、予定などをすべて目で見てわかるように一五分とか三〇分ごとのブロックを作って「視覚化」することに尽きます。それによってある程度は解決できるはずですが、それでもトラブル時など、不測の事態が起こった場合の対応は難しく、パニックを起こしたり、職場で不適応を起こす可能性もあります。

そのシグナルに気づいた際は放置したままにせず、社内のしかるべき部署に相談し、なにより専門の医療機関を交えた対応が大切です。今後はそういった職場での対応がますます重要になっていくと見ています。

ASDに顕著に現われる具体的な行動と志向

ＡＳＤの人の場合、数字やお金に関してとても敏感で、ゼロかイチの判断をします。突然方針を変えて周囲を驚かせることもよくあります。朝令暮改ではなく、朝令朝改という皮肉で表現している人もいました。

私のクリニックに受診にきていた人で、新築マンションを買った夫婦がいました。夫は当初、「その金額なら支払える」と判断して購入したのですが、あらためていま一度、自分で計算してみたところ、とんでもない金額になることに気がつきます。ローンを組めば当然利息も発生しますし、都心部なら数千万円の大きな金額になるのも当然です。

最初は少しずつ、毎月払っていけば大丈夫と思っていたそうですが、この先、支払っていかなければならない金額や、起こり得るさまざまなリスクを考えたところ不安が募り、突然家計の出費に厳しくなりました。そして、妻に「もっと節約しろ」「スーパーで働け」と口うるさく言うなど、人が変わったようになってしまったのです。

もちろん、返済期間中に病気やケガをしたり、突然転勤を命じられたりすることだってあるかもしれません。なにが起こるかわからないのが人生です。しかし、普通はそこまでネガティヴには考えませんが、これもまたＡＳＤの特徴といえます。

ＡＳＤは臨機応変な変化が苦手

本来、会社で仕事をするということは、目的達成のためにさまざまな角度から検証を重ね、取捨選択をしながらどう進めれば効率がよいか、利益を出すための計画を立ててから実行していくものですが、ＡＳＤの人はそういうことも苦手です。

たとえばこんなささいなこと——取り引き先との打ち合わせに行く際、時間通りに行くためにはバスにすべきか電車にすべきか、あるいは時間がなければタクシーに変更するといったことを瞬時にその場に応じて判断するものですが、そのような臨機応変な行動が困難です。

また、普通は会社で出世をしたらチームをまとめたり、部下を育てるといった役割が求められますが、それらが難しい反面、数字を使った客観的なデータに対する評価や判断は得意です。会社の中でも売り上げが大きいか小さいか、利益率が高いか低いかというのはすべて数字での判断です。

そのため、ＡＳＤの人は数字だけを見ていくような仕事には適しているという側面があります。

パターンを全部決めることが重要

ＡＳＤの人は「自己身体認知」ができていないため、運動能力があまりよくないという傾向もあります。普通は手を伸ばしたり足を伸ばしたりした際、相手に当たるか当たらないか、感覚的に判断できますが、ＡＳＤの人はその判断が苦手です。ＡＳＤの人の中にはクルマの運転が苦手な人も多いのです。不注意とか、自分の世界に入り込んで周りの人への関心が薄れてしまうとか、そういった特性が関係しているのではないかと見ています。

また、自分自身の行動を覚えていないことが多いのも特徴のひとつです。身体と意識が乖離《かいり》することもあります。学校でいつものように廊下を歩いていると、知らないうちに非常ボタンを押してしまうという子どもがいましたが、後から聞くと、自分ではその行為を覚えていないのです。

周囲に他者がいても認識しないこともあります。自分の行動と他者を関連づけできないので、「これはやってはいけないんじゃないか」ということでも、周囲に意識が向いていないため、してはいけないことを実行してしまうことがあります。そういうことが起こらないようにするためには、たとえば「ここで使ったものは、必ずここに戻す」「これが終わったら、次は必ずこれをする」といった生活パターンを全部決めておくことが大切です。

また、ＡＳＤのある人が経営者であれば、自分の近くに堅実な実務型の秘書がいつもついているのもいいでしょう。周囲への配慮も秘書が行うようにしておけばいいのです。そうすれば失敗を未然に防ぐことができます。

このようなＡＳＤの特性のある人たちに関して、外国の企業では管理職になった際も、部下がいない管理職、いわゆる専門管理職というケースが見られます。日本の会社ではまだまだなじみが薄いですが、海外では総合管理職と専門管理職の両方の幹部がいるケースが多く、これから日本でも増えていくでしょう。

「味方を装う作戦」と「俯瞰する目を持つ作戦」

本章の最後に、会社でＡＳＤの上司から不当な扱いを受けている人にとって有効な方法を紹介します。

まずは、上司に対して有益な情報を渡す「味方を装う作戦」です。

「こんな面白い論文（記事・レポート）がありますよ」

あなたの進言を受けて、上司が「それを次のプロジェクトに役立てればいいんじゃないか」というような反応をしたらしめたもの。そうやって「自分の味方だと思わせる」ように行動するのがいいでしょう。

あるいは、日頃から「高いところから見る」こと、つまり「俯瞰《ふかん》する目を持つ作戦」をとることも重要です。ＡＳＤの上司は、部下に対して強く支配しようとする傾向が強いものです。早めの対策を講じなければ、不条理なことで怒鳴られ続けた結果、やがて「自分は仕事ができない人間だ」と思い込んでしまいます。

そこで大切なのは、理解しがたい上司の言動を決して真に受けてはならない、ということです。一度立ち止まって「この人はどういう人なのだろうか」と、上司の考え方や行動パターンを分析してみましょう。

そしてコミュニケーションで問題が起こった場合、冷静に考えることが解決方法の第一歩になります。

「この人はこう捉えていたから、そういう言動や行動をとったのだろう」

「もし自分が上司だったらどう考えて、どう行動をするだろうか」

このように俯瞰する目を持っていると、頭の中がすっきり整理されます。

「『バカヤロー』と怒鳴られたけど、なぜこの人はバカヤローという言葉を選択したんだろう」

ポイントは、相手の立場や気持ちになって推察することです。

意外に思われるかもしれませんが、実はＡＳＤの人の考え方は、深く考えているように見えて、実はあなたが想像しているよりも「浅い」と考えたほうがよいのです。そういう浅い考え方を冷静に推察することで、解決策が見つかると思います。

そもそも、ＡＳＤの人は、基本的には自分が「正しいと思っていること」を「正しい」と言っているだけです。そうだとしたら、仕事において「正しい」のは、会社として利益を出すことになります。そのプロセスはさておき、数字を見た時の一瞬の判断がすべてなのです。

ですから、ふだんから次のように冷静に捉えておく必要があります。

「この人の限界点はここまでなのか」

「だからここまでしか考えられないんだ」

ワンマンな上司には、敵だと思われないようにするのがなにより大事です。しかし、目をつけられてしまったらどうすべきか。大きな会社や部署では、そんな彼らに対して、「それはちょっとやめておいたほうがいいのではないでしょうか」などと進言することのできる、ナンバー2の人がいます。ナンバー2以外でも、なぜかいつもその人の言うことには耳を傾けるといった人が存在する場合があります。

ＡＳＤの特性を知ったうえで、そういった人に相談してみると、意外と具体的なヒントが見つかったりします。

第三章　家庭と人間関係

——家族の誰かがＡＳＤの場合

1　夫（父親）がＡＳＤのケース

前章では、おもにあなた以外の人——職場の上司や部下がＡＳＤだった場合について論じましたが、本章ではあなたを含む家族の誰かがそうだった場合の対処法について話を進めていきます。

まずは、ＡＳＤの人が女性の四倍いるとされる男性＝夫（父親）のケースから見てみましょう。私のもとには、夫と子どもの関係（夫の子どもへの接し方）について悩む妻が数多く相談に訪れてきます。彼女たちはいったい、どんな不満や不安を抱えているのでしょうか。

子どもに父親を好きになってもらいたい

一般的に父親は母親よりも子どもと接する時間が短いので、関わり方としては、世話やしつけというよりも、一緒に遊ぶなどといったコミュニケーションが中心になります。

子どもの発達には段階があります。二歳ではまだ人の気持ちを考えることは難しく、我慢することもできません。しかし、少しずつ忍耐や我慢を教えていくことで、他者を思いやる力などの共感性が育まれます。自分の行動をコントロールすることや、人と上手に関われることは、遊びの中でも、日常生活の中でも育まれていくものです。

子どもの成長には時間がかかり、成果としてすぐにはっきりと見えるものでもありません。そのため、ＡＳＤの夫が目標を持って子育てに協力していくことが難しく、具体的な役割を妻と共有しないと、妻が作ったルールには協力しません。それどころか妻が作ったルールを故意に崩してしまうことさえもあります。

このようなことが起こる原因は、決してＡＳＤの夫が妻や子どもを大切にする気持ちや愛情がないからではありません。彼らは妻や子どものためになりたい、好かれたいとは思っています。

ただし「環境としての父親」の役割を理解することができず、また学習もしていないため、具体的にどう動いたらいいのかわかりません。その結果、妻の望むように動くか、そうでなければ子どもの望むように行動するか、二つのうちのどちらかを選択するしかなくなるのです。

妻からの要求に応えようとすれば、妻ばかりを見て、子どもを見ていない状態になります。またその逆に、子どものほうばかり見て、子どもが望むことだけに目がいってしまうと、子どもにとってなにが本当に必要なのか、親として考えていないことになってしまいます。

また、ＡＳＤの夫は、子どもが発達していくイメージを抱くのが苦手なので、その年齢では仕方のない失敗を厳格に叱ってしまうことがあります。年齢以上のことを期待することは、一般的に母親や学校教師にもよく見られることですが、ＡＳＤのお父さんの場合、赤ちゃんか大人か、どちらかひとつのイメージしかないことが特徴です。

なんでも子どもの好きにさせてしまうということもあります。

たとえば子どもの好きなものを好きなだけ食べさせてしまい、その結果、子どもがお腹を壊して学校に遅刻したり、せっかくの家族旅行を台無しにしてしまうこともあります。妻がどんなに制限していても、ゲームで遊ぶことやＤＶＤの視聴などを勝手に許してしまうこともあります。

妻が入院や旅行で家を留守にするなど、一定期間、小学生の子どもの世話を夫に頼まなければならない時は大変です。子どもの日常のルーティンなどなにも理解せず、嫌がる宿題もさせず、好きなテレビ番組やＤＶＤを、深夜二時や三時まで平気で見せるようなことが起こるからです。そうすると子どもは翌日遅刻をしたり、授業中に居眠りをしたり、宿題をやってきていないと担任から連絡がきます。ところが、その原因として、深夜までやっていたゲームやＤＶＤ鑑賞との関連が想像できないのです。

ＡＳＤの夫の多くは、自分自身の学校生活にあまりよい思い出がなく、思い入れもないので、学校には「行く」ものだとは思っていますが、勉強をしたり、友だち同士で遊んだりといった、子どもの「学校生活」の内容には関心が低いのです。

子どもにとっても、ゲームやＤＶＤなどで夜更かしできると思い、わかりやすく喜んでくれるので、ＡＳＤの夫にしてみれば、とてもうれしい気持ちになります。妻が何度注意しても、自分が悪いことをしているとはまったく思っていません。むしろ、妻がひどい母親に見えているのです。

夫婦で子どもへの関わり方、考えを共有する

どうすればこうした事態を防ぐことができるのでしょうか。

子どもがさまざまなことに関心を持ち始め、行動が活発になる頃から、夫婦で家のルールや子どもへの関わり方、考えを共有し、一貫して関わることが望ましいのですが、ＡＳＤの夫の場合、そのこと自体が混乱を招き、葛藤をもたらします。

妻が夫の関わり方の間違いを指摘し、自分がどんな意図で、子どもにその行動を禁止しているかを説明し、夫にも同じ方針で子どもに接してほしいと頼んでも、子どもへの愛情を否定されたと受け取る夫にしてみれば、さらに防衛的になってしまいかねません。

妻を口うるさい悪者のように位置づけて、子どもに迎合し、「お母さん怖いね」と子どもと仲良く一緒に禁止された行動をすることもあります。夫はそういった同じ行動をすることによって、子どもにとっていい父親であることを実感しているのです。

そうなると、妻の思いとの間にズレが生じてしまい、助けるどころか積み上げてきたものを根底から壊す結果にもなります。妻は子育てを一緒に考えてくれる夫がいないという孤独を感じ、夫のことを「余計に手のかかる大きな子どものようなもので、

一生懸命やっている子育てを邪魔する存在」と思ってしまい、その結果、カサンドラに陥り、ずっと苦しみ続けていくのです。

男親は子どもの成長段階のイメージを持ちにくい

ある父親は、小学三年生の息子とサイクリングに行くことが趣味だったのですが、よく話を聞いてみると、子どもの年齢や体力を考慮せず、速度や距離などを自分のペースに付き合わせ、子どもにかなり無理をさせていたことがわかりました。

サイクリングの前日になると、息子が母親に「行きたくない」と泣きついてきたのでその理由を尋ねたところ、「朝早くから夕方遅くまで自転車を漕《こ》がなきゃいけないから」と言います。ＡＳＤの人は自分自身の疲労感に対して気づきにくい傾向があるのですが、子どもは「小さな大人」ではありません。夫は子どもにとっての「ほどよさ」を理解することができず、息子との間の境界線が見えなくなっていたわけです。

当の父親は、小学校三年生の子どもにずっと自分と同じペースで自転車を漕がせても、途中で「休みたい」と言い出すまで大丈夫だと思っていました。これは、妻が日頃の家事で疲労を感じているのに、「なにも言わないから大丈夫だろう」と思ってし

まうのと似ています。子どもの年齢と体力を考えれば、無理なのは明らかなのに、

「自分の子どもなら好きなはずだ」

「自分の子どもならこの程度はできるはずだ」

と勝手に信じ込んでいるわけです。後から振り返って反省するのですが、指摘を受けるまでは気づきません。


実は、ここ数年のキャンプブームにおいても、同様のケースが起きているようです。子どもと一緒に屋外で遊ぶ父親は、周囲からも子煩悩と見られていますし、子どもは楽しんでいるように見えているので、「自分はいいことをしている」と信じているわけです。

ところが、そのような子育てや教育方法では、子どもが父親に対して抱く気持ちも否定的なものになってしまいます。実際に疲れてしまって次の日学校を休んだり、疲れて授業に集中できないといったことが起こり、担任から注意されてしまいかねません。こういったことで妻が夫に抗議すると、今度は逆に妻に対してキレるということが、カサンドラの家庭では非常に多いのです。

論理的かつ合理的に理解することが有効

ＡＳＤの夫がキレると暴言を吐いたり、時には暴力をふるうこともあるため、父親が母親に暴力をふるわないよう、逆らわずに耐えている子どもたちもいます。これによって子どもがカサンドラ化してしまう可能性も出てきます。先ほどのサイクリングやキャンプの話もそうですが、ＡＳＤの父親は子どもに手加減するということがありません。ゲームでも手加減せず、小さな子どもを本気で負かして泣かせても平気なのです。習いごとのスポーツでミスをしたり学校の公開授業で間違えたりした時、公然と罵倒することもあります。

このような問題に対しては、家庭内に留めるのではなく、専門家に相談しながら、ＡＳＤの夫に丁寧に説明していくことが有効です。ＡＳＤの夫は社会的に評価されることを望むので、そういった専門家の話には理解を示しやすいのです。

しかし、その場合には、家庭で実際に起こっていることを論理的に、かつ丁寧に話を聞き、納得させていく作業が必要です。子どもの発達には段階があり、その発達段階に合った関わり方をすることがとても重要なのだということを、合理的に理解させるのです。

ここで大切なのは、ＡＳＤの父親の関わり方にも、その人なりの愛情や思いがあることを妻が認めることです。くどいようですが、「ほどよい」関わりをしてもらうためには、夫に対して具体的な情報を与え、増やすことです。そして子どもの負担にならない程度の適切な関わり方を男親がしてくれた時、妻がその行動に対して肯定的な評価をすることも大切です。「ほどよい」ことにもさまざまな「ほどよさ」があるように、一つひとつのちょうどよさを区別し、認識する――子どもの成長に対する豊かなテクスチャーを男親は妻と共有することが大事なのです。

子どもに対して冷酷な評価者になっていないか

カサンドラの妻たちが、夫との関わりで特に心が傷つくのは、夫の子どもへの冷たい仕打ちに接する時です。子どもの勉強のことや行動に関して担任からの指摘を受け、子どもに対して厳しい叱責をする場面です。

いまでは大学生になったある男性患者の話です。

残念ながら親が期待するような大学には進学できませんでしたが、本人の希望で知名度のあまり高くない大学に進学しました。父親はＡＳＤと診断されています。妻は夫の発言はＡＳＤの特性に依るものだということはよく理解しているので、息子にも「気にしないように」と話しています。

しかし、夫はことあるごとに「いとこの○○君はいい大学に入学してスポーツもできるからやっぱりすごいなあ」と比較したり、大学の話になると「聞いたことのない大学はやはりレベルが低い」と余計な一言を発し、子どもがなにか家族に提案しても、「その大学ごときでよくそんなことが思いついたな」などと見下すように罵ります。ＡＳＤの夫は、そうした子どもへの言動がよもや妻や子どもを苦しめているとは想像もしていません。やがて、子どものことを「家庭の平和を乱す犯人」のように思ってしまうので、注意が必要です。

ＡＳＤの父親は母と子が一緒に遊ぶ姿を合理的に理解する

ある女性は小学生の時、先生に「学習障害ではないか」と指摘され、両親とともに医療機関を受診しました。医師と母親が面談をしている間、父親と彼女は二人でそれが終わるのを待っていたのですが、その時、父親が「二度とママをこんな目に遭わせるなよ」と怖い顔で言ったことを忘れることができないと振り返ります。

しかし、この父親には娘を傷つけたという自覚がありません。娘に対する言葉や病院での出来事は、妻を慮《おもんぱか》って言ったことであり、その言動は悪気がないばかりか、妻に対する愛情ですらあるのです。

ＡＳＤの父親たちが冷淡に聞こえる発言をする時、彼らは「事実を言っている」と思っています。その発言が相手にどのように伝わるか、妻に指摘されると多少は反省をするのですが、本当のことを言っているし、悪意がないため、謝る必要性を感じていません。自分の言動が他人にどう受け止められるかよりも、「発した言葉の内容が正しいかどうか」を優先するのです。

社会生活にうまく適応している人は、自分の発言がどのように受け取られるかわからない時、まずは聞き役に回って、状況がはっきりわかるまで発言しないでおきます。しかし、ＡＳＤの人の場合、家族に対しては発言しないでおく必要があるとは思っていません。なぜなら彼らにとっては、自分が事実や数字として把握しているものが「常に正しい物差し」であり、だからこそ正しいと思ったことは率直に、直ちに口にしたほうがいいと考えているからです。

また、ＡＳＤの人たちは、これまで周囲の人々に助けられて生活をしてきたという実感をあまり持っていません。信頼できる人物との出会いがあった場合、その人物を信奉することもありますが、多くのＡＳＤの人たちは自分自身の能力と責任だけでこれまで生きてきたと感じています。過去に生きにくさを感じていても、自分なりに乗り越えて過ごしてきたので、仮に息子にも同じような特性があると言われても医療機関を信用することができず、息子の努力が不足していると思ってしまうのです。

その一方で、事実や数字を絶対視しているので、その子の生きにくさを考えるよりも、テストの点数や先生からの評価といった数字や事実などの結果によって良し悪しを判断しています。子育ての途中段階でさえも、これまで会社で自分が直面してきた理論を優先してしまうのです。

そういったケースでは、母親が子どもと一緒に遊ぶ姿を見ると、父親は「あっ、なるほど。ああいう時にはああやって声がけをして、ああすれば子どもとちゃんと遊べるんだな」とわかります。そうすることで、自分自身のプライドを傷つけることなく、うまくノウハウを知ることができると思うのです。

そして次は、あたかも自分で考えたかのように、同じ行動をとることができます。妻は「こういうふうに遊べばいいのよ」と直接教える必要がありません。ＡＳＤの人は学習能力が高いため、ただ実際にやるところを見るだけでうまくいく場合が多く、そしてその後、できれば、夫が子どもと遊ぶことができるようになったことをうれしい出来事と認識した言葉掛けができれば、家庭内の過ごしづらさが改善されるでしょう。

2　子どもがＡＳＤのケース

子どもたちの症例を知ってカサンドラ対策を

実際にＡＳＤの子どもを持つほかの親が、どういった症状に悩み、問題を抱えているのか、具体的に知りたいという声をよく聞きます。

一九八〇年代、私が最初にＡＳＤの診断で覚えている子どもは七歳くらいでしたが、その子が二〇歳くらいになってＡＳＤの概念ができ、あらためてその子を診断してみると、典型的なＡＳＤの症状が出ていました。ところが四〇年ほど前の医学界では、社会性の欠如とかコミュニケーション障害ということには気づいていませんでした。単にその子は不器用で運動が不得意な子どもだと判断していて、不器用という症状がひとつの病気として扱われていました。「不器用症候群」という診断名があったのです。また、いまでこそ「発達性協調運動障害」という名前になっていますが、当時は単なる「運動が苦手な子」という認識でした。

かつても他人との関係性がわからないとか、感覚過敏があるとか、動きが硬くて不器用だとか、そういった特性のある子どもがいじめの対象になっていました。正直なところ、その頃の対処法としては「この場では、こういうふうに言いなさい」「いじめに遭わないようにそういう場所に行くのは避けなさい」「いじめっ子に出くわさないよう、違う電車に乗りなさい」といったアドバイスしかできなかったのです。

しかしその後、研究が大いに進みました。子どもの発達障害を診断していると、さまざまなパターンの個別症例があります。ほとんどの場合、子どもに発達障害の疑いがあると、母親が子どもを連れて受診にくるのですが、話を聞いていくと、これまで述べてきたような夫の理解を得られていないケースが多く見られます。そこでＡＳＤの症状をなるべく夫にも理解してもらって、母親の日常生活の不安が少しでも減るように、いくつかの対応策を含め、子どもたちのＡＳＤの症例をあげてみたいと思います。

情報をまとめられないＡＳＤの子どもたち

ＡＳＤの人というのは、さまざまな個別要素があっても、全体を総括して「要するに」というまとめ方ができないということです。

受診にきていたある男の子の話ですが、風邪をひいて調子が悪かった時がありました。調子が悪いわけですから「風邪をひいたから調子が悪いんだよね」と言うと、「いや、でも僕、調子が悪いんです」と同じ言葉を返してきます。つまり「風邪をひいている」ということと「調子が悪い」ということが一連の流れとして結びついていないのです。

普通なら「風邪をひいたという理由があるから、結果として体がだるくて調子が悪いんだ」と理解できますが、ＡＳＤの場合は、原因と結果を一連の流れとして理解することが苦手です。風邪をひいて体がだるければ、薬を飲んで三日寝れば治ります。もしそれが、がんで体が悪くなって、その結果としてだるくなっているのであれば、命の危険があり、最悪の場合は死んでしまいます。

私たちはそうやって「度合い」によっていろいろなものを判断しているわけです。

風邪をひいている時のだるさと、がんで感じているだるさは、まったくレベルが違うのですが、彼にとっては熱によってまったく動けないだるさのほうが大変なのかもしれないのです。調子が悪くて「本当にこのままで大丈夫なのかな」と心配しているわけですが、それはあくまでも「その時点」での状態しか理解できていないことになります。

またある女の子は、「おじいちゃんが死んで、私の目から水が出たんですけど、どうしてですか」と真顔で訊いてきました。「それは悲しいということなんだよ」と説明して、ようやく理解できるのです。

私たちはさまざまなものを総合的に情報として集めて物事を判断していますが、彼らの場合は、感覚だけが独立しています。つまり、彼らにとってそれぞれ個別の事柄に共通項はなく、独立しているまったくの別ものなのです。

神経細胞をつなぐシナプスの刈り込みに違い

こうしたＡＳＤの傾向は、「シナプス」が関係すると見られています。

「シナプス」とは、脳にある神経細胞間の結合部のことで、「シナプス刈り込み」とは、必要なシナプスの結合だけが強められ、不要なシナプス結合は除去される現象のことをいいます。

生後間もない動物の脳には過剰な神経結合（シナプス）が存在します。生後の発達過程において、必要な結合だけが強められますが、不要な結合は除去されて、成熟した機能的な神経回路が完成していきます。この過程は「シナプス刈り込み」と呼ばれ、生後発達期の神経回路に見られる普遍的なものとされていますが、統合失調症やＡＳＤの場合、このシナプス刈り込みの過程が不完全なのではないかと考えられているのです。

定型発達者の脳はそういった細かい枝葉のようなものは刈り込まれます。また、定型発達者は総合的に考えをまとめたり、「まあいいか」とか「全体的に」などの概念を作ったりすることができます。つまり、不要なシナプスがなくなって大事なものだけが残り、いくつかのものがひとかたまりになっていれば、「要するに」といったまとめる話ができるわけです。

ところがＡＳＤの場合、シナプスが刈り込まれず、その枝がとても細かくなって路地裏まで入り込んでいる状態のため、これまで述べてきたように、大まかに考えて

「まあいいか」という判断ができません。刈り込まれずに枝葉が残っているため、感覚だけが独立して入ってくるのです。そこが定型発達者とＡＳＤの違いを語るうえで一番のポイントだと思います。

当意即妙、臨機応変な対応が苦手なＡＳＤ

ＡＳＤの人の脳は「頭の中に立っているアンテナが全部バラバラで異なっている」といった喩え方もできます。いろんなテーマに沿って、それぞれのアンテナが立っているというイメージです。そのため、自分が話をしている最中、誰かに止められて質問されると、続きの話ができなくなってしまったりします。

たとえば、パソコンの組み立てを趣味にしている子どもが、ハードディスクを取り替えたという話を、論文のような文章にまとめて持ってきてくれたことがありました。それを読んでいる途中、「ところで、このパソコンに入れ替えたハードディスクは、何ギガで、どこの会社のものなの？」と尋ねた途端、そこから先がまったく喋れなくなってしまいました。

また、別の子どもの場合、質問に対してうまく答えられなかった理由をあとで訊いてみると、「僕は自分の考えをキーボードで打って文章を作れば、ちゃんとまとまった話ができる」「紙に書いてあることであれば、自分できちんと喋ることができる」と言います。ところが、やはりなにか途中で遮られてしまうと話せなくなってしまうため、そうならないように、自分の言いたいことだけを一気に間髪容れず話し続けると言います。

ＡＳＤの人を取材した人の経験談として、質問内容を箇条書きにして事前に提出して取材に臨んだところ、途中で紙に書いていないことを質問すると慌てふためいたようになり、その後大変だったというエピソードを聞いたことがあります。つまり、彼らは自分の考えを述べることはできるけれども、当意即妙、臨機応変な対応が苦手なのです。

先のアンテナの例に話を戻すと、流れに沿って喋っている時はなにも問題ないのですが、その流れを遮って質問すると、その質問とつながっている別のアンテナを探し回らなければならなくなるため、すぐには反応できません。想定外の質問がきた場合、それに反応してすぐに別のことに関連づけて、頭を切り替えて答えるということが、ＡＳＤの人には困難なのです。

「ムカつく」を具体的な感情に変換してあげる

ひどい仕打ちを受けたり、相手のことを憎んだりしている時、「ぶっ殺すぞ」などという言葉を冗談で口にすることがあると思います。大人でも会社帰りに同僚と飲みに行って、「あんな課長、死ねばいいのに」とか「あんな会社、燃えちゃえばいいんだ！」などと酔った勢いで口にすることがあるかもしれません。

しかし一般的に、それらはその場の雰囲気や話の流れで口にした「言葉」であり、単なる「言葉」でしかありません。口にしたからといって、それを本気で実行しようとは思っていないし、周りも信じていないわけです。言い方にもよりますが、単に「ひどい上司だ」ということを言っているだけなので、「あいつ、真剣に上司を殺したいと考えている」などとは誰も思ってはいません。

それと同様、子どもが友だちや兄弟に対して「ムカつく」「死ね」などと感情的な言葉を口に出した場合でも、基本的には「そういう時は悲しいよね」とか「なるほど、そう思うよね」といったように、冷静に共感してあげることがなにより大事です。子どもが「アイツをこういう目に遭わせてやりたいんだ！」と悪態をついても、

「そう、そんなに憎らしいんだね、そういうのって、イヤだよね」と、一つひとつ子どもの言葉を言い換えてあげるわけです。

ここで強調しておきたいのは、こうした時は必ず共感で対応することが重要だということです。本人が怒鳴って「殺してやる」とか「燃やしてやる」などといった言葉を吐いた時は、ただその気持ちを周りの人間に訴えたいだけにすぎません。

それなのに、「『殺す』なんて、とんでもないこと言うんじゃない」と注意しても、本人にしてみれば「とんでもないこと」を言っているのではなく、「それだけ僕は大変だったんだ」ということを強調して言っているだけのことなのです。

ましてや、「もし本当に人を殺したら、警察がくるし、刑務所に入らなきゃいけないんだぞ！」などと大真面目に正論を説いても、それは子どもの感情のピントとズレていることになり、「僕の気持ちなんて、誰もわかってくれない」となるわけです。

そもそも、本気で「相手を殺したい」と思っているなら、わざわざそんなことは宣言しません。ですから、「あんなやつ殺してやる」などと言った場合でも、「そうなんだ、そんなにイヤなんだね」と淡々と答え、「その時はお互いにつらかっただろうね」と言い換えをしてあげれば、すっと心に入っていくのです。

なにより「憎らしい」のと「殺す」というのは別次元の話だということを理解してもらうことが重要ですから、直結しないよう冷静に言い換えてあげれば、落ち着いていきます。「誰も本当に殺してやろうとは思っていない。ただ言葉を知らないだけだ」と考えるべきなのです。

極端な感情は誰もが持っている普通のこと

繰り返しになりますが、ＡＳＤの子どもには共感を示すことが非常に大切です。診察で直接話すと感じるのですが、やはり「憎たらしい」とか「殺してやる」といった言葉を吐くということは、自分としてはそれだけ「大変なこと」を言っているわけです。そこで診断する側が「そうだよな、殺したくなるほどイヤなやつだよな」と言うと、自分が口に出した言葉が「一般化」されてしまうわけですから、そんなに特別な話ではなくなってしまうわけです。

つまり、「死ぬ！」と言えば、「みんなに自分の思いが伝わってびっくりするだろう」と思っていたのに、「それは、誰でも死にたいと思うよね」と言い換えれば、自分の言っていることが決して特別なことではなく、一般的なことであって、「みんな同じように思っているんだ」と理解するわけです。極端な感情表現は、あくまでも言葉だけの話なのです。

基本的に、「でも、あなたも悪かったんじゃない？」などと表現をやわらかくしたとしても、あまりいいことではありません。本人は被害者だと感じているわけですから、「あなたが悪い」ということではなく、そこは多少心情を酌んであげて、あくまでも「悪くない」という姿勢で共感しなければ、子どもの感情が収まることはありません。

また、子ども同士のケンカで、すぐに手を出してしまう子がいます。手を出すということ自体はもちろん悪いことですが、喧嘩《けんか》両成敗という言葉があるように、言ったほうも殴ったほうも悪く、両方悪いと考えるべきなのです。そういう時は、「バカヤローと言われたらバカヤローと言えばいいんだ」とまずは注意すべきで、そのうえで、相手を殴ったことは「やりすぎだ」という話をしたほうがいいでしょう。

こうした対処法をわかっている学校の教師なら、「なるほど、お前のことはよくわかった。言ったやつも悪い。でも殴ったことだけは謝れ」と諭します。

「この次からは、バカと言われたらバカと言えよ。それだったら、先生は間に入らないよ」

こう言えばすむ程度の話なのです。

ＡＳＤの特性には感覚過敏がある

ＡＳＤに「アスペルガー障害」という診断を付けていた頃は、その診断基準に必ずしも感覚過敏があるとは限りませんでした。しかし、現在の新しい診断基準では、こだわりと感覚過敏が強くないとＡＳＤには該当しなくなりました。

自閉症スペクトラム障害という概念は、対人関係と社会性に加え、感覚過敏と強いこだわり、その二つの要素がないと診断されません。また、現在では「アスペルガー障害」という診断名は存在しません。現在の診断基準では、感覚過敏とか強いこだわりがなければ「自閉症スペクトラム障害」と言ってはいけないのです。

こだわりと感覚過敏が見られず、ただ対人関係のトラブルとか社会性の欠如がある場合には、「コミュニケーション障害」という診断名になります。こうした決めごとに従って正式に診断名は付けられています。

数年前のことです。院内のトイレを、便座から立ち上がると自動で水が流れるタイプのものに新しく替えたのですが、病院に受診にきている子どもたちは、驚いてみんな「キャーキャー」と大騒ぎをしていました。これまでのような手動ではなく、突然「ジャーッ」と音がするからです。

そこで私は子どもたちに、「何秒経つと音が出るかを正確に計測しなさい」「音が出るまでの時間を測れば、水が流れるのがわかるから心配しなくて大丈夫だよ」と伝えたところ、みんな大騒ぎしなくなりました。わけもわからずただ「うるさい」と思うような音でも、立ち上がるとセンサーが反応して水が流れるだけなんだ、ということが理解できたからです。

あるいは、カフェで豆を挽《ひ》く「ギーッ」という音が「どうしてもイヤだ」という人は、感覚過敏かもしれません。ちなみに「豆を挽いているから、ちょっとうるさくてごめんね」と言われた時、「うるさいな」とか言いながらも次の動作に入っていける人は感覚過敏ではありません。

たとえば、赤ちゃんの泣き声を嫌がっていた子がいたのですが、ある特別な病院の中だけでは泣き声を聞いても大丈夫でした。

そこで「どうしてその病院では赤ちゃんが泣いても平気なの?」と訊いたら「ここ

の病院にくる赤ちゃんは、理由がわからない病気の赤ちゃんだから仕方ないんだよ。だけどそのへんにいる赤ちゃんは健康な赤ちゃんだから許せない」と言ったのです。

そういう話ですから、その子は本当の感覚過敏ではないのです。

子どもへの虐待が始まるきっかけ

受診にきていたある子どもの話なのですが、コンビニエンスストアに入った時におにぎりを盗んでしまうという癖があったため、学校の先生は「絶対にものを盗んではいけません」と教えました。ところが、「ものを盗んではいけない」ということと「コンビニでおにぎりをとって、お金を払わないで持ってくる」ということが、彼にとってはまったく別次元のことであり、二つの意味が結びつかなかったのです。

どういうことかといいますと、「セブン‐イレブンでおにぎりをとってはダメなんだよ」と伝えると、今度はファミリーマートでとってきたのです。そこで、「ファミリーマートでとっちゃいけません」と言うと、次はローソンで同じようなことを繰り返すのです。

まるで笑い話のようですが、五つくらいのコンビニで同じことを繰り返し、そのたびに怒られ続けてようやく「おにぎりは盗んではいけないもので、お金を出して買わなければいけないんだ」ということがわかったのです。

こういったことを理解させる説明方法としては、具体的に「これはやってはいけないことだし、これもやってはいけないよ。ここでもやってはいけないよ」と繰り返し説いた後で、「じゃあ、これとこれとこれは一緒だよね。だから、こういうことだよね、わかった？」と念を押さないと、本質的な理解ができないのです。どんな人でも五回ぐらい同じことを繰り返せば理解できるものです（この五回という回数は、他のケースでも応用がききますので、ぜひ覚えておいてください）。

子どもがまだ小学校の低学年であれば、考えも甘いし、平気で嘘《うそ》もつくし、約束も守らないこともよくあります。

ところが、ＡＳＤ特性のある男性はそういった子どもゆえの未熟さによって起こる事柄を理解できず、「人生をなめている」と捉えてしまう場合があります。自分は嘘もつかないし、約束も守るので、それを基準にして年齢相応の理解力や行動に理解を示せないのです。

極端に言うと「まだ何もわからない赤ん坊」と「大人になって約束をしっかり守る

自分」というその二通りの価値基準しかないため、子どもがコンビニで物を盗んでしまったり、約束を破ったりすることが許せず、そこから虐待を起こすケースがあるのです。子どもが言うことを聞かなかったり、約束を守らなかったりしたら、しつけとして叱ることは当然のことです。しかし、「悪いことをしたのだから、罰して当然」となるのではなく、一呼吸おいて、その叱り方が子どもの心にどれほどのショックを与えるかを想像する必要があります。

母親への暴力を止めさせた方法

受診にきていた親子に、母親に暴力をふるってしまうという大学生がいました。彼女は大学生になってからＡＳＤと診断され、母親が「どうにかしてください」と言って私のところに連れてきたのです。その後、症状が軽くなって改善したのですが、そのきっかけは、娘に「母親である私を近所のおばさんかロボットだと思いなさい」と伝えるように、という母親へのアドバイスでした。母親＝自分のことをよくわかっているはずの人と思うから腹が立つのです。わかっていない人に対してはよほどのことがない限り、腹は立たないものです。

一方、娘のほうはイライラした時、膝のあたりからイライラが上がってくるから、そういう時にはピョンピョン跳びはねて解消していると言っていました。気持ちがイライラするのではなく、膝のあたりがムズムズして、それがだんだん上がってくるため、どこへも行かないで部屋の中にいると、発散するために当たり散らしてしまうのです。「そうなる前に、外に出てピョンピョン跳ねてくるんです」と言っていました。

症状が改善していった理由のひとつは、母親の対応がよかったことです。本人がイライラしている時にはいろんなことを言うのですが、全部「なるほど、こういう気持ちなのね」と、彼女の気持ちを受け止め、同じ答えを返したのです。「イライラしているのは、体の問題なんだ」ということを理解させて、その体のイライラ感を減らすように話を持っていったのです。

具体的な対処法として、ストレスや悩みを緩和させるための瞑想健康法「マインドフルネス」も有効です。いまではスマホでも座禅を組んだりするアプリがあるのですが、この女性はそのアプリを見ていると、そこの場所に行っている気持ちになると言います。徐々にイライラしている気持ちを向こう側に移していき、落ち着いてきたら、その落ち着いている景色に自分の気分を持っていくのです。

以前は毎日のようにこの女性には暴力行為が見られたのですが、その後、頻度は漸減し、週に一〜二回にまで減った時に「あなたは『全然よくならない』と言っているけど、前は毎日だったのが、いまは週一〜二回に減ったんだよ。よくなっているじゃない。自分の悪いところばかり見るからよくないんだよ」と話をしたら、それで納得するわけです。そういった話を一年ほど続けたら、暴力的な症状はほとんどなくなりました。

結局、彼女のような人は、暴力をふるうことを過剰に意識し、暴力を止めることそのものをターゲットにしてしまうから、なかなかよくならなかったのです。

「前はこれだけの回数の暴力を起こしたけれど、いまは一回ですよ。前よりいいよ、よくなってるよ」

ターゲットとして別のよい要素（この場合は回数）を見つけてあげて、それを常に言って伝えてあげることが大事なのです。

そうするとてもよい結果につながります。

3　妻（母親）がASDのケース

夫がカサンドラになる時

カサンドラは家庭の中で起こる女性の場合ということになっています。しかし、状況によっては男性と女性が逆になるケースも当然あります。

ある家庭の例ですが、夫の実家は代々地主の資産家で、妻は専業主婦でした。有名私立高校に通う娘さんが一人いる家族の話です。二人はお見合いで結婚したのですが、妻にＡＳＤ傾向があり、いつも「離婚する、離婚する」と言っているとのことでした。夫は子どもがまだ成人していないこともあり、妻から離婚を迫られても離婚することもできず、日々、とても困っている状況が続きました。そして、精神的にも病んでカサンドラ化してしまったのです。

ふだん、妻は料理を作らないため、夫の彼が日常的にご飯を作って子どもに食べさせていました。その間、妻は好きな舞台を観に行ったり、ブランド品に執着しておカネを使い続けています。妻は常日頃から「あなたが働けばいい」と言い続け、やがて夫にうつの症状が現われてきました。

妻は娘の保護者会でも、仲がよかったほかの母親と突然ケンカをしてしまったこともあったそうです。また、夫の両親が高齢で体が弱ってくると、夫には内緒で義理の両親のところに行っては「家の貯金通帳を見せてください」と頼んだり、「いずれこの家はウチのものになるんですから……」とあからさまに〝遺産狙い〟な話をしたといいます。

妻は法律で定められた遺産相続ではなく、夫が長男だから遺産は全部入ってくるはずと勝手に思い込んでいたのです。妻の行動はおカネに対する執着そのものであって、一般常識からはかけ離れていました。

夫の妹はさすがに兄のことを心配し、「一度、精神科医のところに行ってみては？」と言うのですが、「僕は大丈夫だから……」と拒否するばかり。あくまでも夫は自分のことより、娘の将来のことを気にかけていました。そのため離婚もしたくなく、本音を口に出すこともできなくなっていました。一方、妻の行動はエスカレートし、やがて「すぐにでも慰謝料をもらって離婚したい」と、日々、口にしているというのです。

この夫婦の例は、これまでの話とは男女のパターンが逆になっていますが、やはり現状から抜け出せない理由としては子どもの将来のことが念頭にあり、離婚に踏み切れずカサンドラ化している男性のケースです。

「もうこれ以上はやっていけない。家族も子どももダメになる」

そう思ってすっきり離婚できる夫がいる一方、逆に、別れることを決断できない夫もいるのです。

いまの状態は不幸だけれど、離婚をしてもいまより幸せになれるかどうかわからないからと考え、離婚をせずにそのまま結婚生活を続けていく場合が多く、この夫婦がそのケースに当てはまるのですが、夫があまりにも我慢し続けると、うつの症状はより深刻になってしまう可能性があります。

ＡＳＤの妻は育児や子育てが苦手？

母子で受診にきた例ですが、診断した結果、息子がＡＳＤでした。何年か受診を続けたのち、無事大学に進学したため、「これでもう治療はおしまいね」と伝えたところ、母親に自覚症状があるので「今度は私を診てください」と相談してきたのです。

この母親は二〇歳の時、同級生と結ばれています。結婚を決めた理由は「私をリードしてくれる人だから」ということでした。彼女には優柔不断なところがあり、自分では判断したり決断したりすることができないタイプですが、夫は交際していた頃から「お前、こうやれよ」などと言ってぐいぐいと引っ張っていく「俺についてこい」という男性だったため、結婚したと振り返ります。

ところが結婚後、彼女に問題が起こりました。すぐに長男が生まれたのですが、赤ちゃんをうまく育てられなかったのです。

彼女はもともと人を「人間」ではなく、「そこにいる存在」としてしか捉えることができなかったそうです。彼女が四歳の時、弟が生まれたのですが、よく泣いていたため、弟＝「音を出すモノ」という捉え方に変わり、弟が小学生になってようやく、「そこにいる存在」＝「人間」ということを「概念」として理解できたと言います。その後、弟の存在を「実感」できたのは、二〇代後半になってからだったのです。

彼女の言葉を借りると、自分自身の子どもは「ベルトコンベアが回るように育てていった」そうです。生まれたばかりの我が子を見た時、ただ単にそこに寝ているだけで彼女はどうすればいいかわからず、赤ちゃんを「人間」として意識したことはなく、「生かさなければいけないもの」としか思えませんでした。そして、「何時になにをして、こう泣いたらこうする」などというように、すべてマニュアル化して子育てをしてきたのです。

乳幼児は言葉で自分の気持ちを説明することができません。母親は子どもの顔つきや目つき、様子や行動から、なにを求めているのか推測しなければなりませんが、ASDの人はそういった推測をもっとも苦手としているので、その様子を見た他人からはネグレクトと捉えられることさえあります。

一方、息子は大学進学を機に初めて東京の親元を離れ、一人暮らしを始めました。独り暮らしですから、当然、炊事、洗濯から掃除に至るまで、生活の一切のことはすべて自分一人でやらなければなりません。大学も自分が学びたいものを自分で考えて履修登録をし、毎日学校にきちんと通う必要があります。

しかしながらその息子は、身の回りのことがまったくできませんでした。水道光熱費を支払うこともしないので、結局、電気もガスも水道もすべて止められ、家の中はゴミ屋敷になってしまったのです。最近、よくテレビの情報番組で家の中をゴミだらけにしている話題が取り上げられますが、ASDの人にはそういった部屋を汚くしてしまう傾向があります。基本的に全体の一部分しか見えないわけですから、家全体を見渡すとどうやって片付けたらいいのか、わからなくなってしまうのです。

朝もなかなか起きられず、自炊も難しかったようです。他の患者でも多くいるのですが、彼の場合、毎日、吉野家とマクドナルドのローテーションだと言っていました。水道光熱費に関しては、支払いを忘れてしまったというより、必要がないと感じていました。信じがたいかもしれませんが、彼にとって電気や水道は「必要不可欠なもの」という意識が欠落していたのです。電気がなくとも、夜はどこか明るい店に行けばいいし、水道が止められてもコンビニのミネラルウォーターやペットボトルのお茶を買えばいいと判断していました。

「そんなに困るわけじゃない、なにかが起こったらその状況の中でやりくりしていけばいい」

そう安易に考えていて、「こうなったらこうなる、だからこうしよう」「こうしないとまずいな」という、一連の流れを予想しながら日常生活を送ることができなかったのです。

大学の履修登録にしても、たとえばA群とB群とC群からそれぞれ五つずつ必要な科目を期日まで選択する必要があるのに、彼の場合、自分の好きな科目しか選ばないため、最終的に単位が足りなくなってしまいました。

こうした様子を見かねた父親は息子を退学させ、東京に連れて帰りました。そしていまは他人とコミュニケーションをとる機会がほとんどない、警備の仕事に就いていると言います。

この問題は遺伝の問題（一二五頁参照）もはらんでいます。彼の場合、母親がＡＳＤだったので、母親の代わりに父親が息子について行って水道光熱費の支払い方や、履修登録の仕方を順序立てて理論的に説明すべきでした。それをしなかったため、こうした事態につながったのです。

心が折れそうなＡＳＤの妻を労わる方法

ここでは、妻に発達障害の特性があった場合について、対処法を記します。

はじめに理解しておきたいことは、ＡＳＤの妻が苦手なことは円滑な人間関係を作るということです。特性の大きな特徴の中に、「社会性の欠如」がありますが、たとえば、思ったことをすぐに口にしてしまうということがしばしばあります。

お世辞や社交辞令が言えないので、ＰＴＡの会合などで「今日のワンピースの色、ずいぶん派手ね」などと、他のお母さんに言ってしまったりします。また、あいまいなことも苦手です。「このシャツ、もっときれいにアイロンをかけて」や「もう少し早く仕上げて……」では、お願いの真意を理解しません。「もっときれいに」や「もう少し早く」とはどういう意味なのかがわからないのです。そのため妻たちは混乱しています。

本音を口に出してしまったり、漠然とした指示が理解できないということが度重なると、周囲から浮いてしまったり物事を上手に進めたりすることができず、孤立感や劣等感を抱くことがあります。そのような状態になると気分が落ち込み、ストレスをため込んでうつ状態になってしまうこともあります。心が折れそうになるのです。

加えて、音や光、温度に敏感になる感覚過敏な点も見逃せません。夫のたてるちょっとした音が騒音に聞こえてしまったり、昼間なのにカーテンを少ししか開けなかったりするのは、感覚の過敏が原因かもしれません。

夫からすれば、まったく問題がなさそうに見える家庭の空間でも、妻は音や光の刺激をストレスに感じている場合もあるのです。まずは、妻が疲れないような環境を整えることが重要になります。どのような環境であれば快適なのか、聞いてみてはどうでしょう。

日常生活の中で、ストレスや疲労をためているＡＳＤの妻はこだわりも強く、自分のこだわったことには完璧を求め没頭することもあります。その結果、へとへとに疲労してしまうこともあるのです。

そのような妻には、「ほどほど」を知ってもらう必要があります。さらに、「他人を気にしない」という点にも注意がいりますので、ＡＳＤの特性がある妻の場合、明日、一ヵ月後などの期間に向けた「予習」が重要になります。

たとえば「明日の午後三時に公園に行く」ためにはどんな服装がふさわしいのか、どんな持ち物が必要なのかなど、あらかじめ下見に行ったりグーグルのストリートビューなどでチェックしたりして事前に準備をすることが大切です。また、一日の行動のスケジュールもきちんと計画があったほうがいいでしょう。朝起きてから午前中の過ごし方や、夕食を食べて就寝するまでのスケジュールがあることで、ラクになれるのです。

逆に、その予定や計画の突然の変更に対して妻はストレスを感じます。もし変更がある場合、できるだけ早く伝えておくことは彼女たちの生活を安定させるためにも必要なことです。

もっともいけないのは、休日に予定も計画もなく漠然と出かけ、人込みの中で目的もなく行動し、夕食はどうするかを決めず成り行きで済ませようとするようなケースです。妻は夫がなにかを言うたびに変更の意味や内容を考えなければならないことにストレスを感じ疲労するからです。

男性の言葉を素直に受け取るＡＳＤ女性のリスク

ＡＳＤの女性の場合、こうしたケース以外にも大きな問題に発展することがあります。以前診断していた女子中学生の話ですが、彼女は一三歳で妊娠が発覚して堕胎しました。相手の男の子も同じＡＳＤの特性を持っていたのですが、それまで彼女には誰も友だちがいませんでした。そのためか海外から転校してきたばかりの、体のちょっと大きな同い年の男の子と友だちになったのです。

母親もその友人のことは知っていて、女子中学生の部屋の中で二人きりでいることが頻繁にあり、「まさか」と思っていたら妊娠してしまったのです。協議のうえで最終的には堕胎したのですが、それから二週間くらいして私のところにきた彼女がケロッとしていたのにはとても驚きました。

ほかでもない、自分の身体のことです。心も身体も未熟な中学生ですから、人を好きになったら「一緒にいて楽しい」からスタートして、やがて「好き」という感情が芽生え、触れたいと思い、相手との関係にいろいろと悩みながら進行していくものです。ところが彼女の場合、その間の感情のやりとりが一切なくて、避妊の知識もないまま、突然そういった行為になったわけです。

こういった性的な被害に遭ってしまうケースも少なくありません。男性からの言葉を字義通りに受け取ってしまい、隠された意図を読み取ることができないのです。男性に「家に上がってお茶だけでも飲んでいけば」などと誘われると、本当にお茶を飲むつもりでついていった結果、性的被害に遭ってしまうケースや、街で「汗をかいて大変だね。シャワーを浴びられるところがあるから連れていってあげるよ」と声をかけられ、言われるままホテルについていったということも実際にありました。ＡＳＤの女性の場合、性被害の危険性を本人も家族もしっかり認識し、被害に遭わないような対策を講じることが大切なのです。

ＡＳＤの原因は遺伝か後天的なものか

これまでの診断例を振り返ってみた時、子どもの受診にきた親と話をしていると、その親自体にＡＳＤの傾向があるという例が多数ありました。そうなると、ＡＳＤは遺伝ではないかという疑問が浮かびます。実際にＡＳＤの原因を見ると、出生前から出生後までさまざまな要因がありますが、実は原因のはっきりしないものが八〇～九〇％もあり、その中にはたしかに親子例が多いため、現状では遺伝性と考えられています。

たとえば一卵性双生児の研究では、二人とも自閉症になる一致率は六〇～九二％なのに対し、二卵性の場合は約一〇％と同胞例の一致率と変わらないため、遺伝率は九〇％以上と考えられていたのです。しかし、最近の研究では五〇％くらいということで、否定的なものに変わってきており、遺伝に加えて、なんらかの環境要因が影響しているのではないかと考えられています。

想定されている環境要因としては、環境物質、母体の精神状態、胎内環境の変化、出生後の栄養、養育環境などが考えられています。また、疾患としては一〇～二〇％あり、低出生体重児の要因もあるとされています。

ＡＳＤに関しては、親子に見られる傾向があるため、現在では原因遺伝子の検索が行われています。研究の結果、2番染色体、7番染色体、11番染色体、15番染色体、Ｘ染色体上の遺伝子が注目されています。

遺伝の形式は糖尿病や高血圧のような複数の遺伝子が関係している「多遺伝子性」のものであり、また、出生前や周産期・出生後の環境要因が影響していると考えられています。生まれる前の要因としては、環境物質、ストレスなどの母親の精神状態、薬物（てんかん薬、精神薬など）、飲酒や喫煙、低体重児、周産期があります。生まれた後の要因としては仮死産、低栄養、愛着・絆の問題も指摘されています。どちらにしろ一〇〇％遺伝というわけではありません。

「うつ」と診断されがちな発達障害

「発達障害かもしれない」と疑って病院に行こうと思っても、予約が数ヵ月先まで埋まっていて、すぐに診断を受けることができない状況が続いています。そういった背景もあって、専門ではない病院で診断を受けて、「うつ」と誤診されてしまうケースも増えています。ずっと「うつ」と診断されて苦しみ続け、三〇歳を超えてから、初めて発達障害だとわかったという人もいました。

先日もある大学生から電話がかかってきたのですが、私のクリニックまでは遠いため、近くの精神科で診てもらったところ、「うつ」と診断されたそうです。私は本人には「うつっていうのは、いわゆるＡＳＤの人がすごく疲れている状態のような感じだからね」と言ったのですが、本人は「うつと診断されて、薬をたくさん出された」と訴えてきます。服用しても眠いばかりで、まったく改善されないとも言っていました。

自覚症状があっても、一九八〇年代以前には発達障害という概念はなかったわけです。したがってそういった症状が発現するということを医師も考えていないのです。「うつ」の症状とは、簡単に言えば体がだるくて、精神的に落ち込んでいる状態ということです。そんな人に「頑張れ、頑張れ」と言ったところで、体はだるいまま、一向に改善の兆しは見えません。体がだるいのを改善してあげない限り、ＡＳＤの人は良くなったという話にはならないのです。

発達障害は、年齢が低い時期に典型的な症状が出るわけですから、子どもの病気だという考えが中心にあります。大人になると複雑になり、いろいろな要素が混じるため、判断が難しくなるのです。そのため、表面上は「うつ」のような症状に見えるケースもたしかにあります。

最近では精神科医としてこれまで大人しか扱ってこなかった医師が、発達障害の領域に参入していますが、診断はなかなか難しいのではないかと思います。私たちは実際の日常生活で症状を訴えている人たちを診断し、また症例として数多くを診ているのですぐにわかるのですが、実際にその症状に至るまでの経緯を理解していなければ、本当の診断名はつけられないと思うからです。

基本的には診断ありきです。診断ありきということは、ＤＳＭ－５などの世界的に公式とされている診断基準がＡＳＤの本体なわけです。そのため、診断基準に当てはまらなければ、ＡＳＤとはいえません。そこが診断の難しいところでもあります。

第四章　発達障害と夫婦関係

これまでに私の診断を受けた患者さんは約一万人います。それぞれ、多種多様な悩みを抱えて相談に訪れてくるわけですが、これまで述べてきたように、カサンドラ症候群はおもに夫婦関係において生じる状態です。その実態をより理解するために、この第四章では、前章で扱った「家庭」の中心ともいうべき夫婦関係に焦点を絞り込んで、さらに論考を深めていきたいと思います。

「互いに協力し扶助しなければならない」（民法七五二条）はずの夫婦は、何が原因で関係を損ねてしまったのでしょうか。

典型的な例をいくつかあげてみます。

デートプラン作りは得意だったのに

夫になる前――つまり、結婚前は「やさしい人だな」と思っていたのに、結婚した途端、その態度が豹変《ひょうへん》し、まるで家政婦のように扱ったり言動が乱暴になったりした、という話をよく聞きます。たとえば結婚前のデートの際、高級フランス料理店に連れて行ってくれたり、気のきいたプレゼントをもらえれば、相手が〝白馬に乗った王子様〟のように見えるかもしれません。

しかし、ASDの人たちは事前学習能力がすぐれていますので、あらかじめおいしいお店を〝研究〟しています。いまならそうしたマニュアル的な情報はネットを検索すればすぐに見つかります。しかしながら結婚後はそうしたマニュアル的なものがほとんど通用しません。お互いの果たすべき役割は夫婦によって異なるでしょうし、どういった役割を相手にどの程度期待するかということになれば、それこそまさに千差万別です。

結婚前に相手のASDの特徴に気づけなかった結果、一緒に生活を続けていくにつれ「こんなはずじゃなかった」との思いを募らせることにより、女性側は徐々にカサンドラ化していくケースがあります。

どの段階で相手の特性を見抜くか――それは非常に難しい問題なのですが、ASDの人は基本的に、自分に対して少しでも好意を持っている人でなければ、パートナーにしようとは思いません。したがって相手にその気がないとわかったら、そこからはもうアプローチしないでしょう。

また、ASDの人は、自分から「好きです」と告白しても、それは全体としてではなく、たとえば「相手がなんとなく僕に声をかけてくれた」とか、ある一部分をきっかけに、好意を抱いたにすぎない可能性があります。自分に対して「その気がある」と確信し、相手の女性に美的価値があると思わなければ、なかなかその後、結婚まで話が進まない傾向も見られます（ちなみに女性がＡＳＤの場合もやはり同じです）。

マニュアルのない結婚生活がうまくいかない

大人数の会社組織とは異なり、家庭生活において夫と妻の関係は一対一ですから、何かと粗が目立つものです。結婚当初であれば、ケンカすることがあってもすぐに仲直りできるでしょうし、妻からの日々の頼まれごとも律義にこなすでしょう。

ところが結婚してからある程度時間が経過し、緊張感が解けて慣れも生じてくると、やがて両者の関係に少しずつ変化が生じてきます。相手の友人に加え、実家や親戚との付き合いといった、夫として果たすべき役割も増えます。それに加えて、妻が妊娠し子どもが生まれれば、自由気ままに過ごせる一人だけの時間は減る一方です。

しかし、独身時代には経験したことのなかった、そうした夫や父親という新たな役割をどう果たせばいいかが、ＡＳＤの人はよくわかりません。頼みのマニュアルも存在しないため、お互いにディスコミュニケーション化していくことがあります。

しかも、それがもしＳＮＳなどで知り合い、わずか数ヵ月の交際期間を経て結婚し、相手のことをよくわからないまま同じ屋根の下で暮らし始めたとなれば、夫婦の関係がギクシャクするのも当然でしょう。妻がＡＳＤの夫に対して、いくら「私が言ったことに対して共感を持って応えてほしい」と願っても、それまでのコミュニケーションの絶対量が少ないので、夫にしてみれば共感したくても共感できません。

そうすると今度は「どうせ妻に怒られるから」という理由で、夫から喋ることはだんだんなくなっていき、やがて深刻な夫婦間のディスコミュニケーションに発展していくのです。

妻の一言を真に受けて離婚することも

夫婦間に限らず、コミュニケーションというのは、相手の求めに反応することで成立するものです。たとえば「先日、富士山に登りました。でも雨が降って大変だったんですよ」と言われれば、普通は「それは大変だったでしょう」と返します。「そうですか、僕が富士山に登った時は天気がよくて、景色がよく見えたから気持ちよかったけれど、雨だったら大変でしたね」、あるいは「私は車で五合目までしか行ったことがないのですが、どうでしたか？」などと話題を広げるものですが、ＡＳＤの人はそうしたコミュニケーションが苦手です。

ただし、コミュニケーションの手段が対面での会話ではなく、メールやラインであれば可能な人もいます。インターネット上の仮想空間「セカンドライフ」では、ＡＳＤの人たちがアバターを通じて円滑なコミュニケーションを取り合っていました。要するに、第三者的な視点で話せば、相手の立場や気持ちがわかるのです。

たとえばＡＳＤの人との会話では、「今日は暑くて大変だから気をつけてね」と情緒的に話すより、「今日の予想最高気温は三五度なので、帽子とお水を持って、涼しい服装ででかけてね」と情報として機械的に伝えたほうが相手はラクなのです。

ふだん社会性を持って仕事ができる人であれば、家の中にも同じ社会性を持ち込むことでコミュニケーションをとることが可能ですが、ＡＳＤの男性は外で気が張っているぶん、家では気を張らないように行動します。そうなると、やがてディスコミュニケーションの弊害も表面化してきますし、子どもが生まれれば、妻は子どもにかかりっきりになりますから、夫婦の関係性も悪化の一途をたどります。

ある日、妻がセックスをなにかの理由で拒否したところ、夫が「あぁ、わかった」

と言って外に愛人を作ってしまったケースがあります。妻は「そんな状況になるのだったら、もう結婚生活は続けられない」と伝えたところ、夫は妻と正面から向き合うことなく、「あ、そう。わかった」と言って慰謝料を払い、あっさりと離婚してしまいました。

これまでお伝えしてきたように、ASDには「字義通り性」という特質があり、言われた通りに解釈してしまいます。「もう結婚生活を続けられない」と言われても、「愛人と別れてほしい」「結婚生活をやり直したい」という本音を察することができないため、どう対処していいかわからず、妻が言ったセリフを真に受けて離婚したわけです。

苦しみながら悩み続ける妻

カサンドラと呼ばれる女性たちが抱える苦悩は、それぞれ異なります。夫からの言葉の暴力によって人格を否定され、精神的な苦痛を抱えている妻もいれば、夫はとても優秀で、会社でも家でも平和主義でやさしく、なんでも受け入れてくれるのですが、深い情緒的な交流がまったくないため、いつも孤独を感じている妻もいます。

後者の場合は夫が社会的にも地位があって、評価されているケースが多いので、妻は悩むこと自体に罪悪感を抱いています。その罪悪感を自分でも受け入れられず、なにが起こっているかわからないまま、抑うつ状態になってしまうのです。

言葉の暴力を受けているケースと比較すれば、後者のほうが直接的な被害は小さくてマシと思うかもしれません。言葉の暴力は精神的な虐待に近いと考えられるからです。しかし、後者であっても、その受け止め方は人それぞれで、その苦しさの軽重を第三者が軽々に判断することはできません。

長年にわたって疑問を抱えて苦しんできたカサンドラの中には、離婚寸前まで追いつめられた妻や、別居生活を余儀なくされている人もいます。一方で、全体的ではないものの、部分的に受け入れられない夫の行動があり、そのことを考えると「離婚したほうがいいのかもしれない」とずっと迷いつつ、でも「できるならなんとかうまくやっていきたい」と解決の糸口を探し続けているカサンドラもたくさんいます。

ASDの根底にあるのは「共感性」の問題

カウンセリングなどを通して、ASDのエピソードを持つ夫（父親）の集団を診断していると、同じような特性を持つ男性はいません。一人ひとりの特性は異なっているのです。

しかし、彼らに共通している点を強いてあげるとするなら、自分の子どもの性別や年齢、さらに家庭の状況や仕事の条件などを他人のそれと比較し、いかに自分のケースと違っているかを強調する発言です。これらは、彼らの妻が他人の例と比較しながら自分に役立つ情報を見つけたり、解決のヒントにしたりして、他の家庭の問題を自分自身に重ね合わせて共感しながら物事を考えようとする姿勢とはまったく異なります。

妻が夫のことを「ＡＳＤかもしれない」と感じて、夫にＡＳＤであることを認めさせようとする時、ほかの症例を参考にすることは大事なのですが、症状にはさまざまな差異があるので、「ここは夫にあてはまるけど、ここは違っている」と捉えるのが正しいと思います。インフルエンザやはしかなどとは異なるため、一人ひとり特性も症状も違って当然なのです。

ただし、特性がどのようなかたちで現われているとしても、その根底にあるのは「共感性」の問題です。「想像すること」「社交性」「コミュニケーション」、あるいは「こだわり」や「感覚」など多くの場面において問題があり、感情を共有することが困難であるということはしっかりと認識すべきだと思います。

ＡＳＤが悪いわけでも夫が悪いわけでもない

私たちが診断をする際、特に留意しているのは、

「ＡＳＤの人たちを責めたり、傷つけたりすることがあってはならない」

という点です。


そしてカサンドラ症候群の場合、まず理解していただきたいのは、

「どちらか一方が正しくて、どちらか一方が間違っているという問題ではない」

ということです。


カサンドラ状態にある妻たちが抱える主な苦悩は、「相手の気持ちを想像することが苦手」な夫の特徴が、長い間周囲の人々に理解されず、また、夫や夫の実家、友人たちから「妻のほうが悪いのではないか」と言われていることです。

しかし昨今、発達障害の知見が広まったことによって、妻たちが抱えてきた苦悩に対する理解が少しずつ浸透しています。そういった情報を社会が共有することで、妻たちは「私もそうかもしれない」という希望を得ることができています。希望を見つけた彼女たちは、さまざまな場所で立ち上がり始めています。その結果、妻たちが自

助グループを作り、活動を始めているケースもあります。

彼女たちが参加するグループは、「周囲に理解されず苦しんできたのは自分だけではなかった」「わかってくれる人がいる」という安堵《あんど》感《かん》につながり、気持ちを吐き出す場所として大きな助けになっています。

それぞれの夫婦や家庭の中で起こっていることは、ささいな会話の積み重ねの結果によるものだったり、時には決定的に大きな出来事であったりとさまざまです。いずれにせよ、ＡＳＤの夫と妻の気持ちが根本的なところから大きくすれ違っていて、日常生活における多くの場面で妻は傷ついているわけです。

特に夫が妻を攻撃する時の言葉は、まるで鋭いナイフのようで、反論できないまま妻の心に突き刺さっていくので注意が必要です。それに加えて、そのことを妻が周囲に話しても誰も理解してくれなかったという経験が重なり、どんどん追いつめられていくのです。

カウンセリングに訪れてくる妻の中には、夫がどんなにひどい言葉で自分を傷つけているかを認めさせるとともに、「言葉遣いや生活態度を改めさせてほしい」と依頼してくる人がいます。さらに、夫に対して医師の私から、「直接反論や反撃をしてほしい」と依頼してくる人もいます。

プライドや世間体もある中で、医師や専門家を頼らざるを得なくなったそれまでの苦しさを思うと、彼女たちの気持ちに共感し、理解することがなにより大切だと思っています。

しかしながら、ＡＳＤの夫に反論や反撃を加えたところで、解決の糸口にはなりえません。

カサンドラ症候群は、「誰が悪い」と特定できるものではなく、また、ＡＳＤの特性を持っていること自体が悪いわけではないからです。特性に気づかない人、自覚しない人が悪いわけでもありません。また、特性に対応できない人が悪いわけでもないのです。

カサンドラ症候群の妻にとってまず大事なことは、「ＡＳＤの夫と生活して困難を抱えているのは、自分だけではなかった」「周囲に理解してくれる人がいてよかった」「苦しいのは自分だけではなかった」と安心することだということを夫も理解しておきましょう。そこから、夫婦の関係改善の次のステップにようやく進むことができるのです。

そして、夫との別居や離婚を考えている妻の側も、まだ子どもが幼いため離婚や別居などの決断には至れず隘路《あいろ》に迷いこみ、希望が見出せないと思い悩んでいるのです。そこから、夫のＡＳＤの具体的な特性を理解していくことで、ともに困難を解決し新しい夫婦関係のあり方を見つけることが、なにより具体的な解決策なのです。

妊娠と出産の時に妻は傷つきを経験する

妻がカサンドラ症候群に陥るきっかけのひとつに、妊娠（出産）があげられます。

とりわけ、初めての妊娠と出産はどんな女性にとっても大きな不安を感じるものです。そして妻は誰よりも夫が支えてくれることを望みます。同時に出産を控えた妻は心身ともに非常に過敏になっているので、周囲から何気なくかけられた配慮のない一言に心を痛めることも多いものです。

その時期に夫の特性が妻の常識から大きくズレていたため、夫に大切にされていないと気づく妻はたくさんいます。ほとんどの人がその時まで夫がＡＳＤであることに気づきません。そのため、妊娠や出産の時期の言動でその特性に気づくケースが多いのです。

たとえば妊娠中のつわりがひどく、ほんの少しの臭いにも吐き気をもよおし、苦しんでいるのに、「そんなに苦しいなら堕ろしていいよ」と夫から言われた時の妻の衝撃が計り知れないということは理解できると思います。同じように、妊娠中、「子どもがどうしても欲しいというわけじゃないよ」と言われ落ち込んだ妻もいます。

ここでのポイントは、夫には決して悪気があるわけではない、ということです。この感覚のズレは、相手の気持ちや状況を「想像することが苦手」というところから生じています。妻が経験していることを、夫が妻と同じ気持ちで経験し、想像し、「共感する」ことができず、そのため、ＡＳＤの夫たちは目の前の問題を解決しようとして、まったく配慮のない、常識では考えられないような言葉や行動をとってしまうのです。

不用意な一言がもたらす「フラッシュバルブ・メモリ」

ある重大事件や事故があった時、自分はどこでどんな状態で体験したか、昨日のことのように鮮明に思い出せる記憶を「フラッシュバルブ・メモリ」といいます。たとえば、アメリカ同時多発テロ事件が起きた９・11の時、自分はなにをしていたか、東日本大震災が起きた３・11の時、誰とどこにいたのか。このようなフラッシュバルブ・メモリは、誰もが忘れずに思い出して語ることができます。

妊娠、出産期の女性の記憶は、それに似ていて、その時の出来事はいつになっても鮮明に思い出すことができます。それゆえ、夫の不用意な一言がカサンドラの心を大きく傷つけ、忘れられない出来事になってしまうのです。

ある夫の話です。周りの人にすすめられて、妻の出産前後に有給休暇をとることにしたのですが、休暇をとった意味を忘れてしまい、突然、趣味のオペラのコンサートのためにミラノに行ってしまったという例があります。ふだんは家族旅行の計画など、いくら頼んでもやらない夫ですが、自分のやりたいことに関しての行動力には目を見張るものがあります。そして夫がミラノに行っている間に長男が誕生——妻はその時の心細さ、自分が大事にされていないことの切なさは、いまでもずっと忘れることができないと言います。

同じようなエピソードはまだあります。別の夫は、妻が産気づいたので病院に連れて行ったところまではいいのですが、これから出産を迎えるとなった時に、突然、姿を消してしまったのです。無事に赤ちゃんが生まれた後に戻ってきた夫に対して、妻が「どこに行っていたの?」と訊くと、「やることがないから映画を観てきた」と悪びれる様子もなく言ったそうです。

妻が傷つくのは、彼らの言動よりも、夫が「なにも悪いと思っていない」ことです。そういった行動をとることが、悪いことだとわからないわけですから仕方ないのですが、妻からすると「信じられない」の一言なわけです。

風邪で寝込む妻に「僕の今晩のご飯は？」と尋ねる夫

ＡＳＤの人は曖昧な表情を読み取ることが苦手です。妻がつわりや出産で苦しんでいる姿は、まるでがんの化学療法を受けている人のように見えます。苦しんでいる妻を見て、夫は妻の気持ちに寄り添うよりも、とにかく目前で苦しんでいる妻の苦しみを解決しようとします。先ほどの「そんなに苦しいなら堕ろしていいよ」という言葉はいくらなんでもひどいですが、ＡＳＤの特性を理解すれば、実は妻を愛していて苦しむ姿を見たくなかったのだと説明できます。

夫たちは感情がないわけでも冷血なわけでもありません。ただ、困っている様子を見た時、妻の感情にフォーカスするのではなく、妻が苦しんでいるという問題を解決することに焦点を絞ってしまうのです。

ではなぜ夫たちはそのような行動をとるのでしょうか。理由のひとつには、その状況がそれまでの人生において「なじみのないもの」であって、なにをしていいかわからなかったということがあげられます。ＡＳＤの人たちは想像することが苦手なので、予定していた入院であっても、「なじみのない環境」については、なにが必要になるか思いつきません。想像することが苦手ということは、「知らないことはできない」ということです。夫たちが会社で地位があるのは、会社には情報がたくさんあり、たくさんの情報をもって学習しているからです。

別の夫のケースでは、出産が迫ってきてもどんな行動をすべきかまったく想像できず、出産予定日にクルマを点検に出してしまったり、特に急用でもない予定を入れてしまったりと、妻からすれば信じられない行動をしていました。産気づいて一人で入院した妻に、職場からかけつけた夫が「今晩僕はなにを食べたらいい？」と聞くことも珍しくありません。ＡＳＤの男性が、風邪をひいて寝こんだ妻に、「僕の今晩のご飯は？」と尋ねるエピソードもこれと同じパターンです。

いずれも、自分の身に降りかかってきた問題解決を先に考えて、目の前の相手の気持ちがわからないため、なにを言えばよいか、なにをしてよいかわからないことに起因している言動といえるでしょう。これがASDの人に欠けている「見通しのなさ」なのです。その状況ではどんなことが起き、なにがいちばん求められるか、それぞれの事柄の関連性を見ていないということになります。

その後の妻の呆れた反応から、夫は自分の失敗に気づきます。そして妻から非難を受けるのも仕方のないことと受け止めはするものの、彼らは否定的な評価をされることを極端に嫌います。これがまた妻の怒りを助長するのですが、これは、わからなかったこと、意図しなかったことを責められることに理不尽さを感じ、防衛的になってしまうからです。

ASDの人たちは、してほしいことをはっきりと具体的に伝えてもらわなければわからないことが多いです。これまで経験したことのない状況に直面した彼らは、なにをどうすればよいかわからず、中には自分がしなければならないことに気づかない人もいます。

妻が風邪で寝込んでいる時、「お弁当を買ってきて」と夫に伝えると、夫が自分のお弁当だけを買ってきたり、「なにかご飯を買ってきて」と頼んだら、白いご飯だけを買ってきたという話もあります。もちろん、夫は言われた通りに行動したまでです。「リクエストにはきちんと応えているのに、何がダメなんだ？」と信じて疑わず、妻の言動を理不尽だと思い傷ついてしまいます。それを避けるためにも、夫としては、妻から必要なことを具体的に伝えてもらえることがなにより大事です。

妻の失望が繰り返され、呆れたような表情から、夫は自分が妻から否定的に評価されていると感じるととても防衛的になり、妻を敵として位置づけてしまうことがあります。妻のほうから具体的にしてほしいことを伝えようとしても、すべて「文句」や「非難」に聞こえてしまうと、話の内容そのものを受け取り難くなってしまうこともあるでしょう。

ムダなことができないＡＳＤの特性

ＡＳＤの夫と妻の関係構築が難しいもうひとつの理由に、彼らは「目的や意味が見出せないこと」「ムダと感じること」は実行しないということです。出産を控えた妻のそばで励ますことにその苦痛を直接的に軽減させる効果や、父親として期待されることに意味があるとは思っていません。もちろん夫の中で悪気はまったくなく、一貫して合理的な行動だと考えていて、それは当然許されるべき言動であり、むしろ非難することのほうが非常識だと思っているのではないでしょうか。

多様化が進むいま、「他者に共感する」ことが、社会生活を営むうえでは非常に必要なことと認識されています。しかし、ＡＳＤの人たちは「目的」がなければ、積極的に行動を起こすための動機にはなりません。職場や世間一般から要請される目標や課題は理解しやすいのですが、妻との間で必要とされる共感が、目的や課題になりえるとは思っていません。

彼らは意味がなく、何の得にもならない行為を要求されると、非常に苦痛を感じます。悪気はないのですが、なじみのないライフイベントに直面するととても不安定になり、周囲が期待するような行動がとれません。言い換えると、ＡＳＤの特性のある彼らは、「システム」として世界を把握しようとします。彼らには、夫婦や家庭の中で不規則に起こるライフイベントのデータが不足しているので事前にデータのインプットが必要ではないでしょうか。妻としては命がけであり、余裕がなくなるのは当然ともいえる妊娠・出産というライフイベントは、ＡＳＤの夫との間に食い違いがもっとも顕著に出てくる場面なのかもしれません。

結婚生活が続けば状況が変わることを理解する

基本的にカサンドラ症候群になる人は、逃げ場がない専業主婦に多く見られます。仕事をしていたら仕事に逃げることができるし、自分に稼ぐ力があれば離婚という選択肢もあります。しかし専業主婦の場合、子どもが生まれれば生活が子ども中心になるのは当然で、結婚前と同じ状態ではなくなるにもかかわらず、夫はそれが理解できません。

ＡＳＤの人は、最初に頭に入ってきた情報や考え方が重要で、そのままずっと同じ対応をしていく傾向があります。結婚後も前と変わらずそのままの関係でいくと信じているので、妻が変わっていくということが許せなくなってしまうのです。

出産を持ち出すまでもなく、結婚生活は時間が経てばそれぞれの果たすべき役割が変化していくのも当然です。妻としては日々生活をともにしていれば、それくらいのことを説明しなくても夫は理解できるはずだし、察してほしいと願っています。いちいち説明はしません。日々時間に追われているため、そんな時間もないわけですから。

逆に夫からすると、妻が以前と同じ行動ができなくなったと判断し、「なんでそういうことができないんだ！」と妻を責め、エスカレートしていくとＤＶにつながっていく可能性があります。ＡＳＤには、感情が爆発すると興奮が抑えきれない特性もあるからです。これまでとは異なった場面を目の当たりにして、結婚前の付き合っていた時や、新婚時代と比べてパートナーの役割がまったく変わってしまうことが、どうしても理解できないのです。

そうした事態はなぜ起こるのか――。ここからはカサンドラの具体例をさらに詳しく紹介しながら、ＡＳＤの夫とのコミュニケーションのヒントを探りたいと思います。

数字で価値を計る夫に稟議書で対抗する妻

ある夫婦のケースですが、偏差値の高い有名国立大学出身の夫が、妻の価値を大学の偏差値で判断しているということがありました。なにかにつけ、「偏差値の低いやつに言われたくない」などと人を小バカにしたような、モラハラのような言い方をされるので、妻は自分の存在そのものを否定された気持ちになり、精神的に追いつめられていました。

また、この夫はある行動に対してどれだけの価値、生産性があるのかと数字で物事を考える習性があり、たとえば妻がＰＴＡの会合に行く際、小ぎれいな服を着たいと言っても、夫はPTAなんてなんの価値もないと思っているため、「そんなの、持っているユニクロで十分だろう」と言います。久しぶりの同窓会に、それなりの格好をして行きたいと思って新しい服を買おうとしても、「同窓会なんて価値がない。自分だったらわざわざわざわ新しい服を買ってまで行かない」などと言って、一向に話が嚙《か》み合いません。

一事が万事そんな調子なので、日頃、夫は「お前みたいに偏差値の低いやつに文句を言われたくない」と言っては、妻に一ヵ月分の生活費一〇万円だけを渡し、自分の趣味、好きなものについては妻に相談することなくスキー用具一式や、三〇万円もする高級一眼レフカメラなどを買っています。

妻には生活費として一〇万円を渡しているし、自分の趣味におカネを使うのは、自分で稼いだカネなのだから文句を言われる筋合いはない、という態度です。夫は、自分以外の家族が日常生活で使うおカネはだいたい一〇万円もあれば大丈夫だろうと一方的に値踏みして、それ以外の用途に使うことに価値はないと考えているのです。

そんな夫に対し、この妻は驚くべき対抗策をとっていました。なにかモノを購入する必要がある場合、夫に対して稟議書《りんぎしょ》を書いていたのです。会社の上司に承認してもらうためのような理由をつけて稟議書を書けば、「なるほど、こういう理由で高価な洋服が必要なのか」と、夫を説得できるそうです。まるで家庭内〝会社ごっこ〟ですが、ひとつの対処法といえるでしょう。

このまま夫婦生活を続けたくなくとも、専業主婦の場合、生活レベルを考えるとなかなか離婚を切り出せないケースが多く、DVなどによって命に関わるといったところまで追いつめられた場合を除き、最終的には「どちらを選んだら得か」という、経済的な話をせざるを得なくなります。夫に高収入や社会的な地位があった場合、離婚したら生活のレベルは下がります。はたしてそれに我慢できるのか、対応できるのか。

一連の夫の行動は、自分の出身大学と比べて妻の大学の偏差値が低いことにすべてが起因しているため、妻にしてみれば自分の価値を認めさせることが大事になります。そこで、最近になって彼女は働き始めたと言います。そうすれば自分も稼いで使えるおカネを持つことができるし、気晴らしにもなるし、また夫婦の関係性も変わってきます。たとえ一〇万円でも給料をもらっていれば、夫は自分と比較した分の価値を認めます。夫は数字でしか価値を計れないため、数字で説得するしか方法がなかったというわけです。

仕事ができて自信満々も度が過ぎると周囲は引く

夫がある外資系の自動車販売会社の経営者だったケースです。私のクリニックには夫婦揃って診察にきました。妻は夫から「お前は稼いでないだろう。だからスーパーのレジをやれ」と命令されたそうです。前述した大学の偏差値で相手を見下していた例と似ています。

夫の身だしなみはしっかりとしていて、パリッとした高級なブレザーを着ていました。最後に、名刺を置いていったのですが、その時、「車を買う際は、ぜひ私のところで」と営業をしてきました。受診にきたにもかかわらず、自分の会社の宣伝をするなんて「経営者というのはこういうものか」と驚く反面、私が思ったのは、彼はお世辞で人をほめたりしない、自信満々で堂々としていて、おべんちゃらも言わない、こういう特性の人は仕事とのマッチングがうまくいけば、カリスマ経営者になることもある、ということでした。

日本の企業ではＡＳＤの特性のある人は、往々にして「なんだ、あいつは」と周囲から思われてしまったり、変人扱いされてしまう場合があります。いまなら「モラハラだ、パワハラだ」という声も出てくるかもしれませんが、特に外資系企業の場合などは、トップは利益を出すことがすべてに勝ると言われるケースが多いわけですから、家族の感情を理解できなくても、売り上げがすべてという会社にピッタリなケースが多いのかもしれません。

妻が泣いていたら「大丈夫？」と声がけを

先日ある中学生の子どもが親に連れられて診察にきました。彼は小学校からずっと不登校でしたが、テニスを習い始めたところ学校に行くようになったそうです。そんな彼にとって、テニスのコーチは憧れの存在でした。ところがある日、彼がＡＳＤであることを知らないコーチは、「バカヤロー！　お前みたいなやつはどうしようもないやつだ！」と怒鳴ってしまいました。すると彼は家に戻って「コーチに『どうしようもないやつだ』と怒られた」と言って、母親に対して八ツ当たりしたのです。

母親が落ち込み涙を流していたところに、父親が帰ってきました。ところが、妻が泣いているにもかかわらず、夫は知らん顔をして奥の部屋に行って一人で新聞を読んでいたというのです。当然、無視されるかたちになった妻は、夫に対して怒ります。

私は診断の際、この夫に対して「どうしてあなたは妻が泣いているのに、奥の部屋に行って新聞を読んでいたのですか？」と尋ねたところ、こう答えました。

「いや、いつも自分が妻に対して『こういうふうにしようか』とか『こう思うんだけど、どう？』と言っても、妻は全部否定して私の意見を聞き入れたことがありません。ずっとそうされてきたから、妻が泣いていても自分とは関係ないことじゃないですか。だから奥の部屋に行ったのです。自分が悪いことをしたわけじゃないから、いつものように新聞を読んで、別なことをしていました」

そこで私は妻に対し、「そういう時は、具体的に『私をなぐさめてよ』と伝えたらどうですか」と言うと、妻は「私は泣いているんですよ。どうしてそんなことを言わなきゃいけないんですか」と反論します。こういった夫婦の感情のすれ違いが、カサンドラ化につながっていくケースがままあるのです。

繰り返しになりますが、ＡＳＤの人に対しては、はっきりと具体的に自分がしてほしいことを口に出して言わなければ、相手はなにを期待されているのかわかりません。「自分ならこうする」という理由で、同じ行為を相手に期待しても難しいのです。普通だったら相手を慮ったり、気持ちを推察することができるのですが、ＡＳ

Dの人はそういうことが苦手なのです。

このケースでは、事前に「妻が泣いている場合は、『大丈夫?』と声をかけることが大切」ということを知っていれば「大丈夫?」と声をかけるし、「こういった状況になったら、『大変だったね』と声をかけること」というマニュアルがあれば、大きな問題に発展せずすませられます。

思ったことをつい口に出す〝舌禍〟にも注意

ASDの夫は相手の気持ちとか立場などは気にせず、正しいと思ったことをそのまま言います。「嫌いな人に『嫌い』と言ってなにが悪いんだ」ということです。そういった特性をなかなか理解できない妻は「わがままに育てた親のしつけに責任があるのではないか」と思ってしまいます。社会に出て立派に仕事をしてきているにもかかわらず、他人を前にして「嫌い」とか「バカ」だとか、はっきりと言ってしまうこと自体、考えられないわけです。

子どもが小さい時には、「そんなことを言うんじゃない」とたしなめます。他人と付き合っていくうえで、面と向かって「バカ」と言ってはいけないということがわかるし、「アホ」という言葉も「やはり言っちゃいけないんだ」と理解できます。そこで「相手をバカにする言葉は、どんな言葉でも言っちゃいけないんだ」と教えれば、同じような言葉は全部言わなくなります。そういったしつけ方もできるのです。

ところが、ＡＳＤの場合、(知的に高くなければ)「バカ」と「アホ」はそれぞれ別なものとして、別々に教えていかなければならないのです。そのため、社会でも〝舌禍問題〟がよく起こります。

普通は自分が言ったことは覚えているものですが、受診にきたＡＳＤの人に訊いてみると、ほとんどが「覚えていない」と答えます。実際に会って話してみると、声の質が違うのです。ちょっとした質問に答える時、トーンが下がるのです。普通は心の中でしか言わないようなこと、たとえば「なにを言ってるんだあいつ、バカじゃないの」と思った場合、普通はなにも言わず、心の中に収めておくような言葉を、ＡＳＤの人はトーンが下がった感じで口に出してしまうのです。

実際に声に出しているため、相手の耳に届いてしまうのですが、実は本人からすると言っているのか言っていないのか、よくわかっていません。そのため、「さっきそう言ったでしょう」と問い詰めても、「そんなことは言っていない」の一点張りになるのです。ただし、きちんとしたトーンで話した場合、言っていることは覚えています。しかし、興奮すると本音を抑えることが難しく、暴言を吐いても、後から後悔することはほぼありません。

子どもが生まれ家族が複雑化して孤立する妻

診断をしていると、カサンドラになる人はADHDの人が多い傾向に気がつきます。ADHDの人はポジティブで、真正面から影響を受けやすいためです。そこでASDの男性とADHDの女性のパターンをシミュレーションしてみます（あくまでも理解を助けるためのイメージです）。

ASDの人は色白で、服もパリッとしたものを好み、性格は几帳面《きちょうめん》な人が多い傾向にあります。「こうじゃなきゃいけない」といったこだわりがあり、「カッコいいでしょう」といった雰囲気を漂わせています。

これが結婚相手を探すとなると、先ほどお伝えしたように、ASDの人は基本的に相手からのアプローチがなければ、自分からは行きません。そのため、女性のほうが積極的になっていく傾向があります。そうすると男性側は「こんなにも自分のことを想ってくれている」と考えて、「じゃあ、この人と結婚しよう」と思い、そこから一生懸命マニュアルを読んで、結婚に向け段取りに沿って進めていきます。

逆にADHDの女性は、付き合ってはみたものの、さすがにまだ結婚までは考えていないからと、よきタイミングで断ろうとします。ADHDの特性として、大事なことを決めるのを最後にしたがり、結論を出すのを後回しにしてしまう傾向がありま す。結婚の承諾は人生でもっとも重要な局面です。そう考えてしまうと、なかなか答えが出せないのです。

しかしながら、付き合って三ヵ月くらい経つと、だんだん断りづらくなってきます。はっきり決断しなければならないタイミングになった時、もう考えるのが面倒くさくなって結婚を承諾してしまい、実はあまり真剣には考えていなかったというケースが多く見受けられるのです。

これはあくまでも仮定の話ですが、ADHDの女性に特にそういった傾向が見られます。押されるともう断れなくなって、最後は「まぁ、いいか」という感じになって結婚する人が多いのです。

こうして結ばれた二人の結婚生活はどうなるか。ASDの夫は頭を切り替えることが苦手です。夫がそれなりにいいところの育ちだった場合、自分は何々家の息子なのだとプライドを持っています。結婚によって新しい家庭を作るということは、何々家の息子というより、新しい家族として独立するという考え方をするのが一般的ですが、そういった考え方がなかなかできず、全部結婚前の自分のイメージを引きずっていく感じです。

仮に子どもが生まれてその子の性格や特性などが、すべて妻のせいにされることもあります。結婚を決断したものの、実際の生活を始めるとうまくいかなくて、子どもを産んだ後も、夫からダメ出しされ落ち込んでしまうのです。

ＡＳＤの人は一対一の対応は可能であるため、二人だけの結婚生活を送っているうちはまだよいのですが、子どもが生まれると関係性は一対一ではなく複雑になり、その中で妻一人が追い込まれカサンドラ化していくのです。

ＡＤＨＤの妻はどんなことに悩んでいるのか？

ではそんなＡＤＨＤの女性の場合、どんな特性を抱えているのかというと、それは「不注意」です。大事なことを最後まで決めることができない特性に加え、物を失くす、忘れ物をする、さらに物を散らかしてしまうということがあるのです。

もちろん、本人もそれらをよしとしているわけではありません。整理された部屋のほうが快適なことはわかっています。しかし、片付ける際の優先順位をつけ、段取りよく物事を進めることが苦手なので、どこから手をつけていいのかわからず、その結果、部屋の中がどんどん散らかってしまうのです。

また、妻の悩みの中には、女性は社会の中で家事をしっかりするものというジェンダーギャップがあります。しかし、自分自身片付けの苦手なＡＤＨＤの妻は、そのギャップに傷ついてしまい自信を失っているケースもあります。

女性のＡＤＨＤの場合、多動の特性のひとつが「おしゃべり」に現われることもあります。いったん話し始めると話が止まらなくなり、話題がすぐに変わったり、他の人の話を中断することもあります。それに、他者にしてはいけない秘密の話をするという失敗を起こしたりするので、その結果、空気が読めない女性、自己中心的な人と言われてしまうこともあります。

そのような特性を持っている妻に対し、夫はどのように接したらいいのでしょうか。

ＡＤＨＤの妻は、子どもの頃から忘れ物をしたり、多動の特性から失敗を繰り返し、教師や親から叱られることが多く、自己肯定感が下がっている傾向があります。そこで、部屋が片付いていないことや忘れ物に対して頭ごなしに叱ることは避けるべきです。

ＡＤＨＤの人たちへの基本的な考え方としては、ＡＳＤの人の「予習」（一二二頁参照）とは逆に、「復習」することが重要です。夜寝る前に「今日は失敗がなかったので、九〇点の一日だった」「今日はお買い物に行ってひとつ買い忘れたものがあったので六〇点だった」と、自分自身でその日の一日を「復習」する習慣があると、その後メモをしたり落ち着いて買い物に出かけたりすることができるようになります。

ですから妻に失敗があった際には、その場で叱るよりも、まず部屋を変えるなどして状況を変化させ、短く端的に具体的に失敗を指摘することがよい方法です。

その代わり、失敗を指摘した後には妻が自分自身では気づいていない長所や強みをほめることも必要です。子どもがいる場合には、子どもの前で妻をほめるとよいでしょう。そのようにして妻の自己肯定感を高めながら、日常生活の中での失敗を減らしていくことで、妻の気持ちが安定していくことになります。

とはいえ、ＡＤＨＤの特性のある妻は、同じ失敗を繰り返すことがあります。その場合、毎回同じように叱るのではなく、失敗を解決するような方法を具体的に提案します。もちろん、失敗を指摘される時の妻は、失敗に対して動揺しているのでいつも以上に集中力を失っています。いったん気持ちを落ち着かせるためにも部屋を変えるなどしてあげる配慮も必要なのです。

カサンドラにならないケース

夫がＡＳＤでも、妻がカサンドラにならなかった人のケースも紹介したいと思います。その理由を尋ねてみると、自分はお見合い結婚なので、「たとえそういう特性を持っていたとしても、最初からあきらめている」「なんの期待もしていないので、おカネさえ持って帰ってきてくれればいい」と、ケロッとしているのです。

彼女は期待できる範囲と期待しない範囲の線引きをしています。ＡＳＤの人は基本的には正直で真面目ですから、この女性のような視点で、必要以上の感情の共有を求めずに夫婦生活を送るのだと割り切れるのであれば、カサンドラにはならないと思います。

別の例ですが、「夫がＡＳＤで、私はカサンドラだから診断してほしい」と言って診断に訪れた夫婦がいました。その時、夫はなぜ自分がここにこなければならないか、理解できていないようでした。妻から「あなたは私のことを全然わかってくれないから、ちゃんとカウンセリングを受けて」と言われて、ただついてきたのです。夫の話だけを聞いてみると、全部正しく思えるのですが、妻にしてみればその行動のすべてが不満だったのです。

そこで「あなたがパートナーについて思っていることを書いてきてください」と宿題を出したところ、夫が書いてきた項目は二つだけだったのですが、妻の分量は比べものにならないくらい多く記されていました。

妻が求めている〝よき夫〟の理想像は、この男性とはまったくレベルが違っていて、私は妻と夫との間のあまりの違いに驚きました。妻の書いてきた夫に対する要望は、「通常の人だったら到底できない」というレベルです。ここまで違えば診断のしようもなく、内容としては心理カウンセリングの領域ですので、別の医師を紹介し、夫婦でカウンセリングを受けてもらうよう指導しました。彼女は自分でカサンドラだと判断していましたが、そうではなかったのです。

第五章　発達障害と親子関係

これまでさまざまな具体的なケースを提示しながら、ＡＳＤの家族や上司・部下の影響下にある人たちの例を取り上げてきました。ＡＳＤの特性は一人ひとり異なります。さまざまな人々が多様な生活を求めているこれからの時代は、一人ひとりの特性を知ることが暮らしやすさや生きやすさのポイントになります。生来的に特性を持って暮らしているＡＳＤのある人たちに対する理解を深め、それぞれの家庭や多くの職場における相手との新たな関係を築き上げていくことがなにより大切なことだと考えます。

それは子どもと父親の関係においても非常に重要で、本章ではＡＳＤの夫がいる家庭で起こりがちな、子育てを巡るさまざま問題を紹介したいと思います。

夫婦間のコミュニケーションが低下する時

ＡＳＤの夫を持つ妻は夫に対して大きく二つの悩みを抱えています。一つは人生のパートナーとしての役割について、そしてもう一つは父親としての役割についてです。また、これらの二つが混ざり合っていることもあります。どの夫婦にも共通している事実は、子どもの誕生によってそれぞれの役割が変化するということです。そして妻が夫に求める役割も、子どもの成長に伴って発生する問題とともに変化していくのです。

カサンドラの妻に話を聞くと、ＡＳＤの夫は、父親としての問題が、夫としての問題と同等か、それ以上に深刻であるという印象を持ちます。子どもを持つことによって夫婦の生活は激変しますが、変化を嫌う夫は、子どもの誕生を喜びながらも強いストレスにさらされます。子どもの誕生によって妻が母になってしまい、夫にしてみれば、愛する妻がいなくなってしまうという〝喪失〟を経験するわけです。妻を子どもに取られてしまい、ひとりぼっちになった孤独感に苛《さいな》まれ、生活のさまざまな局面で我慢を強いられることになるのです。

平均年齢が三〇代半ばの夫婦、約一二〇組を対象に、アンケート調査を行ったことがありました。「いつまでが新婚だと思いますか」という質問に対し、自由記述してもらいました。もっとも多かった答えは「子どもが生まれるまで」で、次が「子どもが小学校一〜二年生まで」というものでした。

つまり、結婚してからこの移行期までの間に、夫婦がお互いについて気づいたことが、その後の結婚生活に影響していくのです。

この問題を解くために米国の人間発達学の教授、ジェイ・ベルスキーとジョン・ケリーは二五〇組のカップルを対象に出産前から出産後まで、訪問インタビューと質問紙調査を行っています。彼らの著書『子供をもつと夫婦に何が起こるか』の中で、子どもの誕生はそれ以外のストレスとは関係なく、それ自体が夫婦を引き離すことを明らかにしました。

彼らによると、夫婦から親への移行期に妻が夫に望むのは、ヘルパーではなくあくまでもパートナーとしての役割であり、夫に対しては、家庭と子どもに関して、積極的な役割を担ってほしいこと、さらに、母親になった自分が感じている子どもへの情緒を理解し、夫が一緒にいることで疲労を和らげてほしい、ということでした。

このことから、妻は夫に対して「育児を助けてほしい」のではなく、子育ての労力を分かち合ってほしい、パートナーとしての気持ちを共有することを望んでいるわけです。ここに夫と妻の心のズレが生じてくるのです。

この研究で明らかになったことは、ほかにもあります。

夫は父親への移行期において、妻が経験するような肉体的、情緒的な変化は経験しません。父親になる前と後で、彼らの物事の優先順位には変化がなく、自分の生活を変える必要があるとは思っていないのです。たしかに子どもの誕生後、なにより経済的な安定を確保することが最優先だと確信しており、以前よりも一生懸命に働くようにはなっています。

しかし、疲れて帰ってくると、妻からの関心が低下していると感じ、別の役割を求められることで、過度に依存されていると感じてしまうのです。

彼らの研究によれば、一二～一三％の夫婦が子どもの誕生後、「関係がひどく悪化した」と答え、配偶者への愛情が減り、心理的葛藤と摩擦が増え、夫婦間のコミュニケーションが低下しています。

子どもが生まれることによって広がる夫婦間のギャップの原因は、生まれつきの性差や育ち方の過程にあると考えられています。特にお互いを否定するような関係に陥りやすいのは、夫がさまざまな局面で不安定な言動をする夫婦のケースでした。自分についての心配で頭がいっぱいになり、妻の感情や抱えている問題にまで関心が及ぶほど、心に余裕がありません。妻の欲求に恐れを感じ、そこから脱するために自己中心的な娯楽や趣味に向かったり、仕事などに逃げこんでしまうのです。

ＡＳＤの男性は、日頃好きなことをやっていたり、ルーティンを守っている時は、不安定な状態には陥りませんが、環境の変化に弱く、他者の気持ちを理解することが苦手で、一人の時間を大切にする傾向があるため、ディスコミュニケーションのリスクは一層高くなります。

感情的になって話し合っても逆効果

最初から子どもを欲しがらないASD男性と、その妻の例をもとに考えてみます。いまの時代、夫婦の選択はそれぞれですが、結婚に際しては子どもを持つことを漠然とでも意識する人は多いでしょう。しかし、中には父親になることが想像できないので積極的に欲しがらず、子どもを持つことは人生の想定外であって、結婚前からいらないと約束させる人もいます。

ASDの独身男性がパートナーと結婚について話す時、次のように言う場合があります。

「子どもはいらない。自分だけを愛してくれればいい」

「二人の生活を楽しみたいから結婚するので、子どもはどちらでもいい」

父親になる姿を想像できなくても、実際に子どもを持つとすっかり考えが変わって、積極的にイクメンになろうとする人もいます。

しかし、付き合っている女性は、まさか相手が本気で「子どもはいらない」と言っているとは思っていません。妊娠すれば夫も喜んで父親になるための心の準備をしてくれ、子どもが生まれてくることを楽しみにするだろうと想像します。

ところがASDの夫は嘘をつくのが苦手です。妻は現実に直面して初めて、「子どもはいらない」と言っていた夫の言葉が本気だったことに驚くのです。

そして子どもが生まれてからなにかトラブルが起こるたびに、責任転嫁をするようなことを平気で言います。

「本当は子どもはいらなかった」

「妻が子どもを欲しがったから」

子どもが生まれたことで自分の生活が乱され、制限されることも出てきて、余計な労苦を強いられることに不満を感じ、あからさまに態度に示すわけです。

夫として、最初から「子どもは欲しくない」と公言していたわけですから、なにも間違っていないと主張します。しかし、ASDと知らずに結婚した妻には、そんな夫の気持ちがわかりません。また、理解しようとしても納得できません。

この夫は、結婚前はもちろん、結婚後も言い続けていたのです。

「ずっと二人がいい」

しかし、妻としては夫がまさか心の底から「子どもはいらない」と考えているとは、思ってもみません。また、夫が「子どもはいらない」と言い続けてきたことが、それほど重要だとも思っていなかったのです。

しかし、夫からするとだまされたのはむしろ自分のほうであって、結婚前の約束を反故にされて「妻に裏切られた」と感じます。

一方、妻は「そんな理屈はおかしい。それなら離婚する」と言って実家に戻ってしまった場合、離婚をしたくない夫は慌てて「そんなに欲しいなら一人だけ」という条件で、子どもを持つことを承諾します。妻は子どもが成長していったら、いずれは可愛く思うようになって、変わってくれると願っているのでしょうが、残念ながら夫が子どもの成長とともに自然と変わることはないでしょう。

なぜならこれまで申し上げてきたように、ＡＳＤの夫は他人にルールを変えられることを極端に嫌うからです。彼らの前提を変化させるためには、正当な理由が必要です。妻のことを「約束を覆した裏切者」のように見なしている時、彼は聞く耳を持ちません。ただし、変化することの合理性、必然性が押し付けられることなく、論理的に伝えられると、不思議と納得する場合もあります。
こうしたケースの場合、話の進め方としては、
①子どもを持つことの認識が、結婚前と結婚後で変化することはよくあることで、夫婦にとってはそれが当たり前であること
②それを含めて妻は見通しを持って妊娠し出産に臨む
③変化は突然やってきたわけではなく、結婚するということの前提に含まれていること
この①〜③がきちんと理論的に伝われば、変化を嫌う夫たちも、それを受け入れる可能性が高くなります。

どちらにしろ、感情に任せて話し合っても逆効果になるばかりです。

社会的評価を受けると子育てもラクになる

妻が出産の時から夫に対して「あれ？　なにか違う」と思うことが積み重なると、

生まれてすぐ、夫に赤ちゃんの世話を任せるのは難しいことに気づくことがあります。

ＡＳＤの男性は想像することが苦手なので、まったく予測できない赤ちゃんのサインに気づきにくい一方、細部に注意が向きすぎてしまい、もっとも大事なことに気づかなかったりします。もちろん、子どもの世話をきちんとできるＡＳＤの夫もいますが、よく観察してみると、手順や段取りが苦手な人が多く、その内容は「赤ちゃんの取扱説明書」レベルの世話の場合があるので、気をつけなければなりません。

ある夫婦の話ですが、女の赤ちゃんが生まれた際、妻は私に、「夫に育児を任せられないと感覚的に気づいた」と言いました。それは、妻の弟夫婦が、出産後初めて家に遊びにきた時のことでした。

まだ子どものいない妻の弟は、初めて見る姪《めい》が可愛くて仕方ない様子です。あまりにも小さな赤ちゃんを抱くことに躊躇《ちゅうちょ》していて、「どうやって抱っこしたらいいのかなあ、落としたらどうしよう、大丈夫かなぁ」と弟がつぶやくと、夫が突然、サッと妻から赤ちゃんを取って抱きあげて、「簡単だよ。こうやって普通に抱けばいいんだよ」とまるでラグビーボールをパスするかのように、無造作に赤ちゃんを弟に渡したのです。

妻は夫との気持ちのすれ違いを考える時、その時の不安な光景と、夫に対して抱いた違和感を鮮明に思い出すそうです。小さな姪に初めて会えた感動や壊れてしまいそうな命の尊さ、愛おしさから義理の弟が発した言葉の行間を読み取ることはなく、文字通り「赤ちゃんの抱っこ」について説明しようと、てきぱき実行したのです。まるで仕事の引き継ぎのような、あまりにも素っ気ない説明の仕方に、「なにかが違う」と感じたと振り返ります。

基本的にはＡＳＤの男性はやさしい人が多く、中には変化を読み取って丁寧に赤ちゃんを扱い、妻を助けようと一生懸命な人もいます。作業の内容、手順や目的さえ把握すれば、子どもの世話にとどまらず、食事の世話なども可能です。もちろん、家事全般もできます。

ただし、ＡＳＤの男性が子育てをするためには、社会的にそのことに価値があって、その行動が評価されることが重要です。ＡＳＤの男性は無意味なこと、無目的なことをすることが苦手です。最初は妻が喜ぶ顔がご褒美になるかもしれませんが、それだけでは継続しません。自分の行動が妻を支えることになるという目標も、長期的に見れば曖昧な目標のため、妻の喜ぶ顔だけではなかなか子育ての動機づけになりません。
夫が子育てを継続的に手伝うためには、自分のキャリアに有利になる、自分でやるほうが得になるという経済的なメリットを確信すること、あるいは病院や学校に出向いて医師や教師から評価されたり、ブログや雑誌などで他者から社会的に評価される必要があると継続しやすいのです。

子育て時に起こりがちな「副作用」

ただしその場合、なんらかの「副作用」が出ることがあります。たとえば実家の両親や同僚などから称賛を得ようとして、自分一人が子育てをやっていると強く主張することがあります。夫たちにとって苦手なことを頑張っているのは評価されるべきですが、いつの間にか、それが「妻が無能だから自分が頑張っている」という文脈で周囲に伝わり、妻が窮地に立たされていることもあるのです。
妻からすれば、夫の子育ては特別なことではなく、親として、パートナーとして当然のことと思っています。ところが、夫は妻に感謝を求めるようになってしまうのです。さらに、たった一回行ったことでも、いつもやっているかのように吹聴することもあります。「子どもの世話をしている」と「していない」に分けるとしたら、自分は「常にしている」になっているわけです。

夫の母親が息子の特性を理解している場合、子育てに関わっていることを妻の前で特別なことのようにほめることがあります。妻にしてみれば夫は父親なので当たり前のことをしているとしか思えないのですが、夫の母と妻の認識は明らかに違っていて、そこにも溝ができます。こうして妻は一人子どもを抱えて孤独を感じ、悩みを深めてカサンドラになる人もいるのです。

妻としては、ＡＳＤの夫との生活は子育てだけでなくすべてのことに共通しますが、夫になにかをしてほしい時、必ず具体的に伝えなければわかってもらえないという壁に当たります。その際、感情的に伝えてしまうと受け止めてもらえないので、淡々と接するなど、伝え方に工夫をしているケースもあります。

別の工夫の例としては、夫の行為を「いつものこと」と妻が受け止めることです。妻からすれば、ＡＳＤの男性と結婚することは、面倒な対応の連続なのですが、それを乗り越えてスムーズな夫婦関係を作っていくためには、どうすれば「面倒」な部分を減らすことができるか、夫と一緒に考える必要があります。

妻の要望と夫の目線は別モノ

多くのカサンドラの女性たちが直面しているのは、ワンオペ＝自分一人が子どもの世話をしなくてはならないという、孤独な子育てです。

ＡＳＤの夫は、想定外の出来事への対応が苦手なので、なにを考えているかわからない赤ちゃんや子どもにうまく関わることのハードルがとても高く、たとえば危険の察知など、親としての視点を忘れてしまうこともあります。

ある週末、妻がＡＳＤの夫に一歳の子どもを「公園に先に連れて行っててほしい」と頼みました。家事をすませて妻が公園に着いた時、あたりに子どもの姿は見えず、ただベンチでスマホのゲームやＳＮＳに夢中になっている夫の姿だけがあったのです。

たしかに夫は妻に言われた通り、公園に子どもを連れて行きましたが、一緒には遊ばず目を離しているわけですから、子どもにとっては危険で、事故や大ケガ、事件につながってしまう可能性もあるわけです。

ところが夫にしてみれば、妻に言われた通り、「公園に連れて行く」という言葉に従っただけです。このようなことが起きると、妻は不安になります。結局夫に任せることをあきらめ、妻の仕事量は増えていきます。

新しくて慣れないことには誰もが苦労します。ＡＳＤの人は細部に注意が向いてしまい、注意の焦点が一方に偏ると、他のところで起きていることに気づかなくなってしまう傾向があります。夫が子どもたち兄弟をプールに連れて行った時、一人の子どもと遊んでいるうちに、もう一人の子どもの危険な様子に気づかず、事故になりかけたという話もあります。

子どもが歩けるようになると、夫にとってはさらに予測できない行動が増えます。「子どもをちょっと見ていて」と、歩き始めた息子の世話を頼まれたのに、子どもが危険な状態になっていても「ちょっと見ていてと言われたから見ていた」と状況をそのまま答える夫に、多くの妻たちは落胆しています。

ＡＳＤの子どもに「お風呂を見てきて」と頼むと、お風呂の温度やお湯の量を確認・報告するのではなく、字義通りに、本当にただ「見てきた」だけだったという話もよくあります。成人して大人になっても、物事を依頼される「本質」がわからないのがＡＳＤの特徴なのです。夫は妻から言われたことを一生懸命に守り、要望に応えようとはしますが、子育て自体が目的になっていないため、その場に応じた臨機応変な対応ができないことがあるのです。

妻から「子どもを見ていて」と依頼されても、その受け取り方は妻と同じ目線ではありません。妻からの言葉を忠実に守り、妻の要望に一生懸命応えようとしているだけになっているケースが多いのです。

妻の負担を少しでも軽くするための方法

ASDの疑いがあると言われた夫が受診にきました。彼の不満は、「妻が自分に子どもを任せてくれない」というものです。

「自分は毎日働いていて、子どもといる時間が少ししかないのに、妻は『危ないから』といって絶対に一緒に遊ばせてくれません。いつも見張っていて、二人にしてくれないのです。それでいて妻は、『私に対してなにもしてくれない』と責め、『美容院にも行けない』と僕を罵るんです」

一方、妻は「毎日疲れているので、なにも協力してくれないあなたの食事は作りたくない」と主張します。夫は社会的な地位があるので、夫の言い分だけを聞いていたら、妻は妄想的で不安感が強く、自己中心的な「鬼嫁」のように感じるかもしれません。

子どもは三歳で、ＡＤＨＤ、多動性の傾向がありました。家庭の中でもルールを決めて、なるべく上手に子どもの多動性を我慢させるように妻は頑張っています。ただし、多動性の影響でとてもすばしっこく、見ていないとすぐにどこかに行ってしまうので、妻は子どもと出かける時はいつも緊張していました。

ところが、ほんの少しだけ子どもを見てほしいと思っても、夫は子どもに常に注意を払うことができないので、夫に頼ることができないのです。子どもが走り出しても「あぶないよ」と声をかけるだけなので、俊敏な子どもを捕まえるのは妻になっています。夫は「『あぶないよ』と言ったけど、子どもが行っちゃうから……」と自分は悪くないと妻に訴えます。

夫の言い分は、なにか事故があっても「自分は交通ルールを守っているのだから非はない、悪いのは相手だ」という交通事故の調停のように聞こえます。

しかし、妻が望んでいるのは、夫の法令遵守的な態度ではなく、「なにがあっても子どもを守る」という気持ちです。子守りを任せられず、逆に子どもの成長を妨げてしまうような関わり方しかできない夫に対して、どのように伝えたらよいのか、悩んでいるのです。

妻としては、夫に最初から子守りのすべてではなく、部分的にでも少しずつ任せていくよう、ある程度子育てのマニュアルを事前に用意する必要があります。妻は、夫が子どもを遊園地に連れて行って、途中で自分が楽しくなってしまったり、自分の疲労感に気づかず、帰り道で子どもと同じようにぐったりしてしまうことも想定するのです。最初からさまざまな事態を想定して、その中で夫ができそうなことだけ計画を立て、妻から依頼するほうがいいでしょう。

しかし、妻がそのような工夫をすること自体、面倒で負担になります。子どもが幼稚園に入園する頃、あるいは就学まで妻のその苦労は続くかもしれませんが、その頃には、子どもの自立性も育ってくるので、それから先、ようやく不器用な夫の出番がやってくるのだ、と妻が少し気楽に考えたほうがラクだというケースも見かけます。

妻と子どもとの三者関係が苦手な夫

若い時には子どもに興味を持っていなくても、自分の子どもが生まれたら変わったという話をよく耳にします。しかし、ＡＳＤの男性は、「子どもが生まれても父親としての役割を自覚していない」と言われることが多いです。その一つの理由として、

ＡＳＤの人は二つの役割を同時に担うのが苦手であることが考えられます。

自分の同一性、つまり「私は〜である」という感覚を得るのに時間がかかるので、家庭の中で「夫」と「父親」の二つの役割を同時にしなければならないというイメージを持つことが難しいのです。親と同居している場合は、さらに「息子」としての立場が加わり、「夫」「父親」と合わせて三つの立場になります。さらに家が事業を営んでいれば「社長」または「店長」などの顔もあるわけです。

子どもが生まれると、家庭の中に「苦手な三者関係」が持ち込まれることになります。たとえば大小二体の小さなロボットが動いているところを見ると、多くの人は「親子のように見える」とか「仲が良さそうだ」といった感想を抱きます。しかし、ＡＳＤの人は、仲良しに見えるロボットを見ているうちに、そのロボットたちから、「自分が仲間外れにされている」と感じると言います。

感情移入が苦手なので、自分以外の二者に対して、自分の気持ちを投影することが難しく、その結果、自分だけが取り残されたように感じて被害妄想的な考えに陥ってしまうのです。

煩わしいと感じる妻から逃れたり、子どもを甘やかすことで二者関係を作る夫もいる反面、子どもを存在として認めない父親もいます。子どもを否定することによって、妻との二者関係を取り戻そうとしているわけです。父親、母親、子どもの三角形を理想とする親子関係の構築が困難であるということは、妻にとってみるとストレス以外のなにものでもありません。これが妻がカサンドラ化していく大きな原因になってしまうのです。

夫にとって子どもがライバルになることも

子どもを認めないタイプの夫の場合、男の子の赤ちゃんに対して本気でライバル視するケースもあります。

一例をあげます。ある夫は赤ちゃんの誕生直後は妻をサポートしているように見えました。しかし、その後、子どもが言葉を話し出し、意思表示をし始めた頃から、はっきりと子どもをライバル視するようになったのです。

ハンガリーの精神分析家、マーガレット・マーラーは、乳児期の母子の一体化した状態を「正常な自閉期」「正常な共生」という言葉で表現しました。夫にとって、生まれたばかりの赤ちゃんと母親は一体化したもので、まだ子どもを「第三者」と認識していません。そして母親と子どもが分離し、二人の個人になることをマーラーは「分離個体化」と言っていますが、夫が変わったのはちょうどその時期だったのです。

夫は母子が一緒にいることに強く嫉妬しました。息子が自分と妻の世界を邪魔する存在に見え、自分がないがしろにされていると不平を言いました。妻も最初は冗談と思っていたのですが、子どもに対する嫉妬は激しく、ついに夫は「子どもなんか欲しくなかった」と言い出したのです。

男の子の発達段階には、自分の性に気づく時期があります。「お母さんと結婚する」と発言して、お母さんを恋愛対象のように捉えて独占したくなる「エディプス期」と呼ばれる時期です。この夫は子どもの言葉を真に受けて、子どもから妻を引き離して「ママはパパのものだ」と本気で宣言し、子どもを泣かせてしまったのです。

また、子どもと母親が寝ていると、子どものふとんを妻のふとんから離したり、家族旅行で、夫に急に仕事が入ってしまい、一日遅れてきた時も、「昨日は同じベッドで寝たのか」などと性的な表現をします。

もっと深刻なケースでは、夫が妻に対して「お前は人妻なんだから、子どもにおっぱいをやるな」と言うといいます。夫は妻との関係性が大事だと思っているので、そこで変化が起こり、おかしなことになって、子どもが恋敵になってしまうということが起こってくるわけです。

夫から父親になってもらうヒント

ではこれらの問題はいったいどう解決すればよいのでしょうか。そのためには、やはりＡＳＤの特徴を理解することが重要です。

前述したように、ＡＳＤの人は三者関係の中で上手に暮らしていくことが難しいので、一対一の関係、つまり二者の関係であれば、とても安心します。その点を気に留めておくだけでも、夫に対しての疑問や不信感が薄まり、ＡＳＤの人への対応の方法が違ってくるでしょう。

一般的にはなかなか理解できないと思いますが、子どもと妻と夫の三人になると、味方であり、理解者であったはずの妻を子どもにとられてしまうという不安が生まれます。子どもと妻を「二者」と見てしまうので、自分が疎外されたと感じてしまうのです。これは親子関係だけでなく、「三者」だと情緒的な情報処理が複雑になるため、社会の中でも失敗しやすいことを意味します。

あるＡＳＤの夫は、被害妄想が強く、妻の実家では常に自分の悪口を言われていると思っていました。しかし、子どもと二人になった時に「お母さんはおばあちゃんといる時にお父さんの悪口は言っていないよ」と子どもからはっきり言われたことによって、態度が劇的に変わりました。妻にとっては当たり前で、わざわざ説明することもしなかったのですが、そのことを具体的に口に出して伝えなければわからなかったのです。

このことからも、夫は子どもが嫌いなのではなく、三者でいることが不安なのです。夫は家族全体がひとつのチームであるというイメージを持つようにすることがとても大切です。

これは、「妻と子ども」対「夫」の二対一という対立になったり、二人の子どもを妻と夫と一人ずつ自分の味方にして、「二対二」の関係で対立している時にも有効です。あくまでも、家族は全体で一つのチームであるという感覚を作っていくことが肝要なのです。

夫には家族をチームとして認識してもらうために、家の中だけでなく、職場に家族写真を常に飾ってもらい、視覚化することも効果的です。

ＡＳＤの夫は自分が疎外されたと感じると妻を敵として認識し、攻撃することがあります。そのような状態に陥ると、二人の関係修復は難しくなります。そうならないためにも、なるべく問題が大きくなる前に、夫が「自分は疎外されていない」ということを理解し、安心することが家族関係の持続にはとても大切なことです。

第六章　どうすればラクになれるのか

カサンドラへの介入は難しい

カサンドラ状態からの脱出は、多くの人が成し遂げています。しかし、原因がわかり、対応策を講じればすべて解決するというわけではなく、実際はそれほど簡単な話でもありません。

私がカサンドラに対する臨床を始めてから一〇年以上が経ちましたが、ようやく「カサンドラの状態から抜けた感じがする」という手紙を受け取るようになりました。そうしたいくつかの例をあげながら、本章では家庭や職場におけるカサンドラから回復することの意味を考えます。

最初にお断りしておかなければならないのは、カサンドラ状態からの回復が、治療のみによって達成しうるものではない、ということです。その症状は、抑うつ症状、パニック症状などとさまざまですが、それらをなくすことが必ずしもゴールとはいえないからです。カサンドラの状態は、「ＡＳＤの人」という環境の中での相互作用の問題なので、「適応障害じゃないか」という意見もあります。

カサンドラを「治す」とすれば、なにを「治す」のか。「変わる」とすれば誰がどう「変わる」べきなのか。そこを明確にしておかなければカサンドラへの介入は難しく、再び誰かを追いつめてしまうことにもなるのです。

繰り返しになりますが、カサンドラの状態に陥るのは、誰かが悪いわけではありません。特性を持っている人が悪いわけでも、それを見抜けなかった人が悪いわけでもありません。もちろん、それらを理解できない人が悪いわけでもないのです。そこには、「特性が影響している」ということへの理解が必要です。そうでなければ、「ASDの人」と「周囲の人」の双方が不幸になるからです。

とはいえ、カサンドラ状態に至るまでには、極端に共感性を欠くASDの人の言動があったことは事実です。発達の問題があるからといって、社会一般で機能している成人に責任能力がないとは言えません。

ではどうすればいいのか。家族のケースをもとに対応策を考えてみましょう。

解決の選択肢は一つだけではない

たとえばASDの傾向があり、かつADHDの傾向もある夫の場合、感情のコントロールがきかなくなり、突発的に家族に対して暴力をふるうことがあります。夫の暴力で妻が骨折した例も少なくありません。性的な行為を強要するといった行動も含まれます。

日常的に生じているであろう暴言は、怒りに任せた罵倒というより、皮肉や冷たい人格否定の発言が多く、また理屈を述べることに長けているので、その矛先が向けられると妻の自信喪失につながります。そうした理不尽さは強い被害感をもたらし、さらには、「こんな人と一緒になった自分が悪い」と自分自身を責めるようにさえなります。

身体的な暴力があってもその回数は多くても年に数回で、朝、ベッドまで起こしにきた子どもを蹴る、テレビのチャンネル争いをしてリモコンで殴るなど、子どもに対する暴力も多く報告されています。しかしながら、ＡＳＤの人は謝罪どころか、自分が暴力をふるったことなどすっかり忘れて、その後はふだん通りにしているのが一般的です。

また、恐ろしい形相で家の中を追い回したり、いまにも襲いかかりそうな剣幕で「出ていけ」と叫んだりすることもあります。その矛先が直接家族に向かわなくても、食器棚のガラスを殴って割る、水槽を素手で割って血だらけになるなど、エスカレートすると物にあたることもあります。

家庭内で起きたこうした光景は、たった一度でも目の当たりにしたら恐ろしい記憶として残り、カサンドラ化の原因になりえます。恐怖体験がきっかけで、その後、相手の顔を見て話せなくなったり、近くにいると動悸がして一緒の部屋にいたりすることができないという人もいます。

いずれにせよ、家族の心には深い悲しみと、無意識の中で怒りも蓄積されていくことをよく認識しておく必要があります。なぜなら、ASDの特性への理解を優先してしまうと、それによって受けた家族の心の傷と抱えてきた怒りを軽く見てしまうことになりやすいからです。

近年、カサンドラの当事者の会が増えてきているのは、すでに関係の修復が不可能なほど、たくさん傷つけられたエピソードを持っているにもかかわらず、「自分たちの気持ちが軽く扱われている」と感じている人が多いためです。

中にはDV被害がひどく、もはや一緒に生活していくリスクが非常に大きい人もいます。しかし、ここで忘れていけないのは、「解決の選択肢は一つだけではない」ということです。

別居が最適解とは限らない

ＡＳＤの夫からさまざまな言動を受けて、別居生活を選択する妻は少なくありません。それは一見、まともな解決策・妥協案のように思えます。しかし実態はどうかというと、夫婦関係・家族関係から完全に逃れようとはしていないことが多く、別居が必ずしも抜本的な解決に至るとは限りません。

「なぜ、すぐ別れないのか」

「なんで、いつまでも耐えているのか」

周囲の人は不思議に思うことでしょう。

おそらくその答えは、結婚前の経験と深くつながっていると私は見ています。つまり、結婚前にマニュアル通りに接してくれ、それまで出会ったどんな人よりもまっすぐに接してくれた、（かつての）純粋な夫の姿を、妻たちは忘れることができないことが多いのです。

本書で触れてきたように、ＡＳＤの男性の妻には、ＡＤＨＤ傾向を持つ女性が多い印象です。ＡＳＤの男性たちの純粋で無邪気な明るい外的印象とは異なり、ＡＤＨＤ

傾向を持っている女性たちは常に不全感に苛まれているため、自尊感情が低いといわれています。問題行動が出てくる前の夫の言動が「大切なかけがえのない経験」になっていて、「いまも純粋でまっすぐに自分を求め、愛してくれているはず」とどこかで信じています。

だからこそ、夫がもたらす日常的な苦しさというのは決して意図的なものではなく、夫の認識の中になにかが欠けていて、「彼の目には映っていないだけ」「わかってもらえていないだけ」だと理解しています。

そして、本当は夫が悪いわけではなく、誰も悪くないとわかっているからこそ、もう少しだけ関係を持続させてみようと思っているのです。

妻がカサンドラから抜け出す努力を理解する

妻からすれば、今後、夫と一緒に生きていくのか、それとも距離を置くのかはどこで決定するのでしょうか。

まずは妻自身が、自分自身がカサンドラであることを知ろうとします。そして、夫がＡＳＤであることが夫婦の問題の原因だと認知することで、その後の判断を行えるようになるのです。この二つの理解が状況の改善に役に立ちます。夫婦の関係性の問題に夫の特性が影響しているとわかることは、長く苦しんできた妻が、ようやく「自分が悪いのではない」との理解につながるからです。

「自分が悪いのではない」

妻がそう思うことによって、最初の変化は比較的早く起こります。早い場合、一回の診察で起こることもあります。ただし、「それは大変でしたね、夫婦関係がうまくいかないのはあなたが原因ではなく、夫です」という単なる受容と肯定的なメッセージだけでは変化は起こりません。一方的に夫が悪であり、自分は勝利者として喜ぶのとは意味が違います。

妻たちは、一人ひとりがそれぞれのパートナーとの間で経験し、それまで苦しんだことの本当の意味が知りたいと思っています。それが夫のＡＳＤの特性と関連があるのなら、どのように関連があるのかを丁寧に読み解くことが必要ですし、私たちは診察にきた彼女たちを支援します。そうでなければカサンドラの長年の苦悩を、実感をもって理解することはできません。

周囲の理解がカサンドラを救う

次のステップとして回復に役立つのは、なんといっても周囲の理解です。カサンドラという命名は、第一章で説明したようにギリシャ神話から名付けられたものであり、誰も信じてくれないという状況下の話ですから、「周囲から夫婦間に問題があることを信じてもらえない」ことがカサンドラの本質なのです。

ＡＳＤの特性に対する理解がもっと一般的になり、カサンドラの症状への認知が広まれば、これまで単なる夫に対する不平不満としか聞こえなかった妻に対する評価にも変化が生じてきます。

「私は夫のＡＳＤの特性の影響で苦しんでいるのです」

その苦しみの原因を理解してもらうことで、「決して夫を責めているのではない」「妻の一方的なわがままではない」という理解も広がります。

誰だって病気にかかって苦しんでいる人を責めることはできません。それまでは誰に話しても「単なる文句や愚痴」とみなされ、「夫をコントロールできない力不足だ」と誤解され、「そんなパートナーを選んだのだから、自業自得だ」と言われてきた人たちにとって、「カサンドラ症候群」という彼女たちの状況を理解してもらうことが、なにより回復につながると思います。

社会や夫たちの理解が進めば、身内はもちろん、友人の間でも共通の認識が生み出されます。とりわけ、親しい人とのコミュニケーションを情緒的な支えとする女性にとって、周囲の理解には計り知れない効果があります。

なぜ彼らは感情的な反応をするのか

これまで繰り返してきたように、ＡＳＤの人は突然の出来事に弱く、予測することが苦手です。先の展開を想定できないため、常に自分の心の中に確信を持つことができません。相手の世界を想像することができないので、疎外感を持ちやすい特徴もあります。相手から自分を認める肯定的なメッセージがないと、極端に自分が否定されたように感じ、相手を敵であると判断する傾向があるのです。

したがって、肯定されるメッセージがなく、「信頼していますよ」というサインが消えた真っ暗な世界において、とても恐怖を感じています。問題行動を起こす時の精神状態は、その特性である、強い不安感からくるものなのです。

そうした不安を取り除く方法としては、たとえば周囲の人のスケジュールの視覚化が有効です。リビングのカレンダーに予定を記入し、誰がなにをしているか「見える化」しておけばストレスが軽減されるため、それだけで怒りの感情が減り、ＡＳＤの人の言動がやわらかく変わっていくケースがあります。

また、私たちのコミュニケーションの七割以上が、非言語的な態度や表情、しぐさなどで成り立っています。ところが、ＡＳＤの人はそのような非言語的な情報の処理が苦手です。喜怒哀楽が入り交った複雑な気持ちを表情から読み取ることが難しいわけです。それに加えて、知らない事柄や問題をなんの前触れもなく突然相談されたり、不満を訴えられたりするのも苦手です。なにを要求されているかがよくわからないため、つい感情的に反応してしまうのです。

結局、ＡＳＤの人が「うまくいっている」と感じている時は、すべてを把握し、周囲をコントロールできている時だけなのです。逆に自分がコントロールされていると思うと、怒りを感じます。

ＡＳＤの人が問題行動を起こした時は、そんなことが頭の中で起きているのです。

脱出の第一歩としての「つぶやき作戦」

ＡＳＤの人は、自分が周囲からマイナスに評価され、否定されていると受け取る傾向があります。相手からの肯定的なメッセージが出ている場合は安心して応じることができますが、そうでなければ相手を敵とみなし、戦闘モードにスイッチが入ります。

家庭内におけるコミュニケーションの方向としては、妻から夫（親から子ども）へという流れが一般的ですが、その際、心からの訴えや要求や意見は、ＡＳＤの人にとっては情緒的な性質のものであるため理解することが難しいのです。大切なのは、感情を含まない「無機質な情報」として伝わってくると受け入れやすいのです。

「○○をしないでほしい（○○をしてはいけません）」

「××をしてほしい（××をしなさい）」

こうした漠然とした言葉では理解し難いと思います。状況によって「どのような行動をするのが望ましいのか」ということを、単なる情報として伝えられるほうが彼らはラクです。

もちろん、妻や子どもがＡＳＤの場合も同様です。決して感情的にならず、「無機質な情報」というかたちで伝えるのです。わかりやすくてやさしい言い方を心がけ、くれぐれも語尾を上げる（怒気を込める）ことのないように言ってみます。ここで私がおすすめしたいのが、「つぶやき作戦」です。

こちらが意図している通りに、相手に行動してもらうべく、独り言をつぶやくようにささやくのです。その際、正面から説得するように話すのではなく、さりげなく伝えるのがポイントです。

普通の家庭でも、妻が「暑くなってきて、◯◯（冷たいお菓子）がおいしい季節ね」とつぶやけば、夫はなにか後ろめたいことがあった時、罪滅ぼしのためにそれを買ってこようと頭にインプットすることもあるでしょう。とにかく「怒らず、冷静に誰ともなくつぶやく」がもっとも効果的な情報の伝え方の方法なのです。

「単なる情報」になると話が聞きやすくなる

「つぶやき作戦」を実行する際には、相手の目を見て話すのではなく、横に座ってあくまでもさりげなく言葉を発するのが有効です。その時に反応はなくても、あなたの言葉を確実に聞き、情報としてインプットされています。しばらく時間が経過したとしても、しっかりと対応してくる可能性が高いのです。

ある夫婦のケースです。互いのコミュニケーションがこの数年ほとんどない結婚生活に絶望していた妻は、夫に話しかけても顔をこちらに向けてもらえるわけでもなく、なんの反応もなくなっていました。子どもの学校について相談しても、「俺はよくわからないから」と、まったく取り付く島もないので、コミュニケーション自体をあきらめていました。そこで診断の際、私は「何気なく、独り言のように情報として伝えてみてください」とアドバイスをしました。

「夫は絶対話を聞いていませんから、そんなことをしても無理です」

その妻は最初からあきらめモードでしたが、ある日、「この時期は○○の藤の花がきれいなのよね……」と、以前から行ってみたいと思っていた花の名所の話を誰に語りかけるでもなく、ふっと思いついたようにつぶやいてみたそうです。

すると数日後、無口で家族のことについて無関心だとばかり思っていた夫が、パソコンでその名所を検索し、プリントアウトしていたことに気づいたのです。それに対して妻も何気なく気づいたという反応をしてみると、とんとん拍子に話が具体化し、実際にその花の名所に二人で出かけるということが起こりました。子どもが生まれたあと、夫婦が並んで歩いたはじめての機会でした。

別の夫婦の話です。夫が玄関のカギをよくかけ忘れるので、何年も前から何度も注意してきたのですが、なかなか守られません。そのことで口論になったことも一回や二回ではありません。そこである時、「空き巣とか怖いわねぇ。カギは注意しなければ……」と独り言のように言ったところ、次の日から夫はカギを閉め忘れなくなったのです。

こうした劇的な効果は、そうそう起きないかもしれません。しかし、不満や要求というかたちではなく、「単なる情報」としてＡＳＤの人に伝わると、「自分が主体的に関わらなければならない」目的や意味に変わるのです。

もちろん、これらのケースはささいな内容ですし、もちろんそれだけですべてが解決するわけではありません。しかし、ＡＳＤの人に「なにかが伝わった」ということは、なによりもカサンドラに希望と勇気を与えるのです。

ＡＳＤの人は他人から指示されたり、なにかを言われたりすることをもっとも嫌いますが、その一方で情報収集はしたいと思っています。

ＡＳＤの彼らは「部分」にこだわってしまう特性があるため、たとえばつぶやくように喋ると、「コミュニケーションを上手にやるには、こうすればいいんだ」と細かく観察することによって学習します。誰かが他人とうまくコミュニケーションをとっている場面を見て、「どうすればあんなにうまくやれるのか」という情報を少しでも集めたいと思っているのですから、そのタイミングに「こうしてほしい」という情報を家族や妻がつぶやくことによって、夫の頭の中に情報がインプットされるのです。その結果、「なるほど、こうすればいいのか」となって、それが夫自身が変わるきっかけになります。

もちろん、そういった特性があるため、嘘の情報や噂などにだまされやすいという一面もあります。ただし、ここで興味深いのは、「だまし絵」のようなものにはだまされないということです。

たとえばワイングラスが中心に描かれている絵で、左右のスペースが人の横顔に見えるというだまし絵があるのですが、ASDの人の場合、単なるひとつのグラスにしか見えません。あるASDの人がトリックアート美術館に行ったところ、「なにがだまし絵なのかさっぱりわからなかった」と言っていました。一枚の絵の中に二つ目の意味が含まれているということがわからないため、はじめに認識したものをすべてとして見てしまうのです。

みんながラクになるために

本書の最後に、ＡＳＤの人の特性を理解したうえでうまくコミュニケーションをとっている例をいくつかあげてみます。

ある夫婦は、家で食事をする際、料理を作らなかったほうが食器を洗う、洗ってなければ食事は作らないというルールを決めました。しかし、それが夫に浸透するまでの間には、相当な葛藤があったと言います。

夫が食器を洗っていない場合、妻は食器を洗わないようにしました。夫が食器を洗っていないと、妻は一人で外食し食事を作りません。それを徹底しました。そうした日々を繰り返していくうちに、現在では夫が食事を作る時は自分が、自分が食事を作る時は夫が自然に食器を洗うようになったそうです。

また、別の夫婦では、夫のやりたいことを実行する時は、必ず妻のやりたいことと交互に実行することにしました。往々にして家庭の中では夫のやりたいことをつい優先しがちで、実際には夫に譲ったほうが経済的にも好都合だったりする場面がありますが、妻も、「自分もいろいろとやりたいことがある」という意思を伝え続けたそうです。

もちろん、そのルールが最初からうまくいったわけではありません。夫が妻に内緒で隠れて買い物をしていたことが発覚したため、ルールを破ったことの説明を求めても理不尽な言動が繰り返されたりもしました。家事や育児に積極的ということもなかったそうです。

しかし、それでも彼女は「自分も自分のしたいことを伝え続ける」姿勢を崩さずにいました。すると、少しずつではありますが、夫がなにか行動をしたり物事を決めたりする際に、必ず妻の意見を聞くようになりました。妻が話しかけると、テレビのスイッチを切って向き合うようにもなり、そのうちそれが家庭のルールになりました。そうすることによってほかの家族にも好影響をもたらすようになったのです。

発達障害の当事者と周囲の人との人間関係をよくするためには、これまでの生活に新しい考え方や新しい行動の変容が必要です。そして、当事者だけでなく、周囲の人がどのようにしたらラクになれるのか、その方法や意味を一緒に作りあげていくことです。しんどさが伴い多少時間がかかるかもしれませんが、少しずつでかまいません。少しずつでも実行していくことが、なによりの解決法になるのです。

巻末資料：ＡＳＤ、ＡＤＨＤチェックリスト

これまでプライベートでパートナーや、職場の上司などがＡＳＤだった場合、身近な人間がカサンドラ化してしまうという視点から、さまざまな症例をあげてきましたが、最後に自分がどういった特性を持っているかを判断できる質問項目をあげました。

こういった問答集のテストで当てはまったから発達障害だということではなく、社会の中で生きていくため、また家族と生活をしていくうえで、自分、また相手にはどのような特性があるかを知っておくのは、よい関係を築き上げていくためにも大事なことです。ＡＳＤとＡＤＨＤに焦点を当ててみたので、参考にしていただければと思います。

■自閉症スペクトラム障害の診断基準（DSM－5）

以下のA、B、C、Dを満たしていること。

A：社会的コミュニケーションおよび相互関係における持続的障害（以下の三点で示される）。

①社会的・情緒的な相互の関係の障害。

②他者との交流に用いられる非言語的コミュニケーション（ノンバーバル・コミュニケーション）の障害。

③年齢相応の対人関係性の発達や維持の障害。

B：限定された反復する様式の行動、興味、活動（以下の二点以上の特徴で示される）。

①常同的で反復的な運動動作や物体の使用、あるいは話し方。

②同一性へのこだわり、日常動作への融通のきかない執着、言語・非言語上の儀式的な行動パターン。

③集中度・焦点づけが異常に強くて限定的であり、固定された興味がある。
④感覚入力に対する敏感性、あるいは鈍感性、あるいは感覚に関する環境に対する普通以上の関心。

C：症状は発達早期の段階で必ず出現するが、後になって明らかになるものもある。

D：症状は社会や職業その他の重要な機能に重大な障害を引き起こしている。

■成人期のADHD自己記入式症状チェックリスト（ASRS-v1.1）

下記のすべての質問に答えてください。質問に答える際は、過去6ヵ月間におけるあなたの感じ方や行動をもっともよく表わす欄にチェック印を付けてください。医師に面談する際にこれを持参し、回答結果について相談してください。

まったくない／めったにない／時々／頻繁／非常に頻繁　の五つから選択

①物事を行うにあたって、難所は乗り越えたのに、詰めが甘くて仕上げるのが困難だったことが、どのくらいの頻度でありますか。

②計画性を要する作業を行う際に、作業を順序だてるのが困難だったことが、どのくらいの頻度でありますか。

③約束や、しなければならない用事を忘れたことが、どのくらいの頻度でありますか。

④じっくりと考える必要のある課題に取り掛かるのを避けたり、遅らせたりすることがどのくらいの頻度でありますか。

⑤長時間座っていなければならない時に、手足をそわそわと動かしたり、もぞもぞしたりすることが、どのくらいの頻度でありますか。

⑥まるでなにかに駆り立てられるかのように過度に活動的になったり、なにかせずにいられなくなることが、どのくらいの頻度でありますか。

⑦つまらない、あるいは難しい仕事をする際に、不注意な間違いをすることが、どのくらいの頻度でありますか。

⑧つまらない、あるいは単調な作業をする際に、注意を集中し続けることが、困難なことが、どのくらいの頻度でありますか。

⑨直接話しかけられているにもかかわらず、話に注意を払うことが困難なことはどのくらいの頻度でありますか。

⑩家や職場に物を置き忘れたり、物をどこに置いたかわからなくなって探すのに苦労したことが、どのくらいの頻度でありますか。

⑪外からの刺激や雑音で気が散ってしまうことが、どのくらいの頻度でありますか。

⑫会議などの着席していなければならない状況で、席を離れてしまうことが、どのくらいの頻度でありますか。

⑬落ち着かない、あるいはソワソワした感じが、どのくらいの頻度でありますか。
⑭時間に余裕があっても、一息ついたり、ゆったりとくつろぐことが困難なことが、どのくらいの頻度でありますか。
⑮社交的な場面で喋りすぎてしまうことが、どのくらいの頻度でありますか。
⑯会話を交わしている相手が話し終える前に会話をさえぎってしまったことが、どのくらいの頻度でありますか。
⑰順番待ちしなければならない場合に、順番を待つことが困難なことが、どのくらいの頻度でありますか。
⑱忙しくしている人の邪魔をしてしまうことが、どのくらいの頻度でありますか。

講談社現代新書　2611

発《はっ》達《たつ》障《しょう》害《がい》と人《にん》間《げん》関《かん》係《けい》――カサンドラ症《しょう》候《こう》群《ぐん》にならないために

二〇二一年四月二〇日第一刷発行　二〇二四年三月四日第三刷発行

著　者　宮《みや》尾《お》益《ます》知《とも》　

発行者　森田浩章

発行所　株式会社講談社

東京都文京区音羽二丁目一二―二一　郵便番号一一二―八〇〇一

電　話　〇三―五三九五―三五二一　編集（現代新書）

〇三―五三九五―四四一五　販売

〇三―五三九五―三六一五　業務

装幀者　中島英樹

印刷所　株式会社ＫＰＳプロダクツ

製本所　株式会社ＫＰＳプロダクツ

定価はカバーに表示してあります　Printed in Japan

N.D.C.360　212p　18cm

ISBN978-4-06-518442-4

「講談社現代新書」の刊行にあたって

教養は万人が身をもって養い創造すべきものであって、一部の専門家の占有物として、ただ一方的に人々の手もとに配布され伝達されうるものではありません。

しかし、不幸にしてわが国の現状では、教養の重要な養いとなるべき書物は、ほとんど講壇からの天下りや単なる解説に終始し、知識技術を真剣に希求する青少年・学生・一般民衆の根本的な疑問や興味は、けっして十分に答えられ、解きほぐされ、手引きされることがありません。万人の内奥から発した真正の教養への芽ばえが、こうして放置され、むなしく滅びさる運命にゆだねられているのです。

このことは、中・高校だけで教育をおわる人々の成長をはばんでいるだけでなく、大学に進んだり、インテリと目されたりする人々の精神力の健康さえもむしばみ、わが国の文化の実質をまことに脆弱なものにしています。単なる博識以上の根強い思索力・判断力、および確かな技術にささえられた教養を必要とする日本の将来にとって、これは真剣に憂慮されなければならない事態であるといわなければなりません。

わたしたちの「講談社現代新書」は、この事態の克服を意図して計画されたものです。これによってわたしたちは、講壇からの天下りでもなく、単なる解説書でもない、もっぱら万人の魂に生ずる初発的かつ根本的な問題をとらえ、掘り起こし、手引きし、しかも最新の知識への展望を万人に確立させる書物を、新しく世の中に送り出したいと念願しています。

わたしたちは、創業以来民衆を対象とする啓蒙の仕事に専心してきた講談社にとって、これこそもっともふさわしい課題であり、伝統ある出版社としての義務でもあると考えているのです。

一九六四年四月　野間省一

心理・精神医学

331 異常の構造——木村敏
590 家族関係を考える——河合隼雄
725 リーダーシップの心理学——国分康孝
824 森田療法——岩井寛
1011 自己変革の心理学——伊藤順康
1020 アイデンティティの心理学 鑪幹八郎
1044 〈自己発見〉の心理学 国分康孝
1241 心のメッセージを聴く 池見陽
1289 軽症うつ病——笠原嘉
1348 自殺の心理学——高橋祥友
1372 〈むなしさ〉の心理学 諸富祥彦
1376 子どものトラウマ——西澤哲
1465 トランスパーソナル心理学入門——諸富祥彦
1787 人生に意味はあるか 諸富祥彦
1827 他人を見下す若者たち 速水敏彦
1922 発達障害の子どもたち——杉山登志郎
1962 親子という病——香山リカ
1984 いじめの構造——内藤朝雄
2008 関係する女 所有する男——斎藤環
2030 がんを生きる——佐々木常雄
2044 母親はなぜ生きづらいか——香山リカ
2062 人間関係のレッスン 向後善之
2076 子ども虐待——西澤哲
2085 言葉と脳と心——山鳥重
2105 はじめての認知療法——大野裕
2116 発達障害のいま——杉山登志郎
2119 動きが心をつくる——春木豊
2143 アサーション入門——平木典子
2180 パーソナリティ障害とは何か——牛島定信
2231 精神医療ダークサイド 佐藤光展
2344 ヒトの本性——川合伸幸
2347 信頼学の教室——中谷内一也
2349 「脳疲労」社会——徳永雄一郎
2385 はじめての森田療法 北西憲二
2415 新版 うつ病をなおす 野村総一郎
2444 怒りを鎮める うまく謝る 川合伸幸

日本語・日本文化

自然科学・医学

1141 安楽死と尊厳死——保阪正康
1328 「複雑系」とは何か——吉永良正
1343 カンブリア紀の怪物たち　サイモン・コンウェイ・モリス　松井孝典 監訳
1500 科学の現在を問う　村上陽一郎
1511 優生学と人間社会——米本昌平 松原洋子 橳島次郎 市野川容孝
1689 時間の分子生物学——粂和彦
1700 核兵器のしくみ——山田克哉
1706 新しいリハビリテーション　大川弥生
1786 数学的思考法——芳沢光雄
1805 人類進化の700万年　三井誠
1813 はじめての〈超ひも理論〉　川合光
1840 算数・数学が得意になる本　芳沢光雄
1861 〈勝負脳〉の鍛え方——林成之
1881 「生きている」を見つめる医療——中村桂子 山岸敦
1891 生物と無生物のあいだ　福岡伸一
1925 数学でつまずくのはなぜか　小島寛之
1929 脳のなかの身体——宮本省三
2000 世界は分けてもわからない　福岡伸一
2023 ロボットとは何か——石黒浩
2039 ソーシャルブレインズ入門　藤井直敬
2097 〈麻薬〉のすべて——船山信次
2122 量子力学の哲学——森田邦久
2166 化石の分子生物学——更科功
2191 DNA医学の最先端　大野典也
2204 森の力——宮脇昭
2219 宇宙はなぜこのような宇宙なのか——青木薫
2226 「人体」の不思議 宇宙生物学で読み解く——吉田たかよし
2244 呼鈴の科学——吉田武
2262 生命誕生——中沢弘基
2265 SFを実現する——田中浩也
2268 生命のからくり——中屋敷均
2269 認知症を知る——飯島裕一
2292 認知症の「真実」——東田勉
2359 ウイルスは生きている　中屋敷均
2370 明日、機械がヒトになる　海猫沢めろん
2384 ゲノム編集とは何か　小林雅一
2395 不要なクスリ 無用な手術　富家孝
2434 生命に部分はない——A・キンブレル　福岡伸一 訳

経済・ビジネス

知的生活のヒント

M

趣味・芸術・スポーツ

哲学・思想Ⅰ

Ⓐ

哲学・思想Ⅱ

宗教

ⓒ

政治・社会